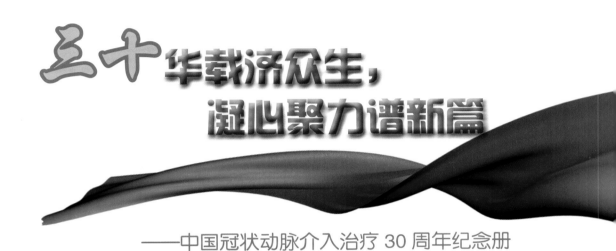

三十华载济众生，
凝心聚力谱新篇

——中国冠状动脉介入治疗 30 周年纪念册

主　编　霍　勇

编　委　（按姓名汉语拼音排序）

陈纪言　　陈韵岱　　杜志民　　傅向华　　高润霖

高　炜　　葛均波　　郭静萱　　郭丽君　　何　奔

黄德嘉　　霍　勇　　李国庆　　李建平　　吕树铮

马长生　　马依彤　　沈卫峰　　王建安　　王乐丰

王伟民　　吴永健　　颜红兵　　杨杰孚　　杨新春

于　波　　袁祖贻　　曾秋棠　　张抒扬　　周玉杰

北京大学医学出版社

SANSHI HUAZAI JIZHONGSHENG，NINGXIN JULI PUXINPIAN——ZHONG-GUO GUANZHUANGDONGMAI JIERUZHILIAO SANSHI ZHOUNIAN JINIANCE

图书在版编目（CIP）数据

三十华载济众生，凝心聚力谱新篇：中国冠状动脉介入治疗 30 周年纪念册/霍勇主编. —北京：北京大学医学出版社，2015.3

ISBN 978-7-5659-1040-1

Ⅰ. ①三… Ⅱ. ①霍… Ⅲ. ①冠状血管—动脉疾病—介入性治疗—研究—中国 Ⅳ. ①R543.305

中国版本图书馆 CIP 数据核字（2015）第 028555 号

三十华载济众生，凝心聚力谱新篇——中国冠状动脉介入治疗 30 周年纪念册

主　　编：霍　勇
出版发行：北京大学医学出版社
地　　址：（100191）北京市海淀区学院路 38 号　北京大学医学部院内
电　　话：发行部 010-82802230；图书邮购 010-82802495
网　　址：http://www.pumpress.com.cn
E - mail：booksale@bjmu.edu.cn
印　　刷：北京圣彩虹制版印刷有限公司
经　　销：新华书店
责任编辑：高　瑾　武翔靓　　责任校对：金彤文　　责任印制：李　啸
开　　本：787mm×1092mm　1/16　印张：8　字数：160 千字
版　　次：2015 年 3 月第 1 版　2015 年 3 月第 1 次印刷
书　　号：ISBN 978-7-5659-1040-1
定　　价：30.00 元

前　言

在一台接一台的冠状动脉（以下简称冠脉）介入手术、一次又一次的疑难疾病会诊、一场又一场的学术研讨会议之后，一个深冬的夜晚，构思这篇前言的每字、每句，我扪心自问：这30年来，我国心血管疾病趋势有何变化？我们制订了什么应对策略、做了哪些工作？这些工作是否具有显著的成果？

在过去的30年，我国心脑血管疾病发病率呈持续上升的趋势，根据最新的中国心血管疾病报告，直到今天，无论在城市还是农村，都没有看到所谓的心血管疾病发病率的"拐点"到来。尤其是冠心病和动脉粥样硬化疾病，发病率的上升趋势仍非常明显。在未来20年内，中国心血管疾病的发病率和死亡率持续攀升的严峻形势仍然会持续。因此，努力提高心血管病的预防、诊断和治疗水平，遏制心血管病发病率和死亡率迅猛上升的势头，关系着人民的健康、国家的未来，应成为我们心血管医师的肩头重任。

在过去的30年，为了挽救更多的冠心病患者，在先驱们的不断求索和积极推动下，冠脉介入治疗技术在中国落地、生根、发芽。紧跟着国际发展潮流，冠脉介入技术一步步在中国茁壮成长。一代代中国"冠脉介入人"始终不遗余力地研究和探索，务求使冠脉介入技术能够在中国全面普及，真正满足各个地区需要冠脉介入治疗的患者；令人欣慰的是，近30年来，我们已经基本完成了冠脉介入技术在中心城市的普及。但是，在广大的基层和落后地区，仍有大量的患者因为不能得到及时的介入治疗而过早死亡，冠脉介入技术在基层地区的再普及工作迫在眉睫。

在过去的30年，随着我国利民医疗政策的推行与落实，形成了医院门诊量与住院患者数迅速增多的态势，而且大部分是疾病晚期或终末期患者，治疗成本高且效果并不如人意，这是我们无法承受的重负。我们应汲取国际上从国家层面减少心脑血管疾病的发病率、死亡率的成功经验，并与我国国情相结合，制订一系列预防和管理心血管病的政策和措施，强化预防心血管疾病的理念，强调全民心血管健康保护意识的培养，以达到早期防治心脑血管疾病的目标。

然而从一个心血管专业医师的角度，我认为目前我国心血管疾病的防治领域中存在一些值得注意的问题，如重视二级预防，轻视一级预防，忽视初级预防；重高尖技术，轻临床基本功；重介入治疗，轻药物治疗和慢病管理；重本科疾病，轻其他学科相关疾病；重躯体疾病，轻心理疾病；重医疗工作，轻护理服务；攀比介入数量，忽略质量控制。为消除这些隐患，我们广大心血管医师应当警钟长鸣。

此次邀请我国从事冠脉介入的诸位先驱者们，在中国冠脉介入30周年之际，共同总结30年来中国冠脉介入的发展历程。回顾成就，总结经验，展望未来，为中国介入治疗的进一步发展提供借鉴和参考；同时从不同的成长历程，可以看到中国介入治疗的发展并非一帆风顺、一路坦途，整个行程中不乏劳累、艰辛和迷茫，希望引发更多的心血管医师深思，综合、全面看待和评估各项新兴治疗技术、药物和理念，并合理应用于临床实践，造福于患者和广大民众，最终赢取全民心血管疾病防治战役。

本书受篇幅所限，仅囊括了国内具有代表性的30名冠脉介入先驱者，我们相信在广大的中国大地上，有千千万万的先驱者们，在为心血管事业日夜耕耘、辛勤付出，他们是最可敬的人，默默书写着中国心血管事业的未来和传奇。

霍　勇

目录 Contents

高润霖

中国医学科学院阜外心血管病医院　中国工程院院士

三十华载济众生，八千里路谱新篇
——中国冠脉介入治疗 30 周年

现为中国医学科学院、北京协和医学院心血管病研究所、阜外心血管病医院研究员，博士研究生导师，学术委员会主任。兼任或曾任美国心血管造影与介入学会（SCAI）理事会成员，美国心脏病学院院士（FACC），亚太介入心脏病学会主席，中国医师协会前任副会长，中华医学会心血管病学分会名誉主任委员，以及《中华医学杂志》总编辑，《中华心血管病杂志》名誉总编辑，《英国医学杂志中文版》和《中国循环杂志》副总编辑，《中华内科杂志》《中国介入心脏病学杂志》等期刊编委，先后发表论文五百余篇。高润霖院士长期工作在临床一线，是我国冠心病介入治疗的先驱者之一，为我国介入心脏病学的发展作出了突出贡献。

引　言

从 1984 年中国开展第一例 PTCA（经皮腔内冠状动脉成形术）到今年已经是第 30 个年头了。这 30 年间冠脉介入治疗技术在我国发展迅速，并带动了相关的药物、器械、理念、学术交流等多方面的发展，逐渐形成了较为完善的介入心脏病学体系和包括疾病诊断、适应证规范、介入治疗方式、术后治疗方法、患者长期管理在内的冠心病诊疗路径。

三十载"介"梯路：冠脉介入技术发展的里程碑

从冠脉介入技术的发展来说，30 年间有几件大事值得我们纪念。首先是引入 PTCA 技术。由于球囊扩张容易导致血管

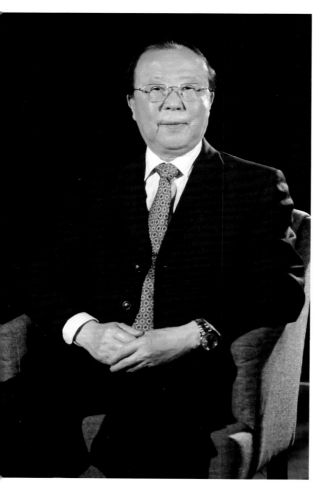

的急性闭塞，1991 年我们引入了裸金属支架（裸支架）。裸支架可以很好地解决急性闭塞问题，但术后再狭窄的概率还是有30% 左右，直到药物洗脱支架被成功研发并用于临床，再狭窄的临床困境才有所突破。我们国家从 2001 年才开始引进药物洗脱支架，虽然第一代药物洗脱支架解决了再狭窄的问题，但又增加了新的继发血栓的问题，从此一代又一代的药物洗脱支架被开

发和使用，直到现在这种更迭还在延续。

有两个里程碑式的事件对于我国冠脉介入治疗的发展至关重要。一个是国产药物支架的兴起。国产药物支架不但价格明显低于进口支架，质量还很好，甚至导致了进口支架价格的降低。这使得更多的患者可以承受冠脉介入治疗的费用，有利于介入技术的普及。另一个里程碑事件就是国家对冠脉介入治疗质量的管理。这体现在两个方面，一方面是国家卫生部（现称卫计委）发布的《心血管介入诊疗技术管理规范》，这项文件规定了心血管介入手术从业单位的准入资格，规范了医师的培训途径以及患者的管理办法等。所有的心血管介入病例都要登记，然后上报，以进行质量控制；很多省份还成立了质量控制委员会。这样一来，我们国家对处于快速发展中的心血管介入治疗工作的整体质量就有了把握，起到很有力的保证作用。另一方面就是国家食品药品监督管理总局发布的《冠状动脉药物洗脱支架临床试验的指导原则》。这个指导原则规定了国产或者进口的药物洗脱支架要在中国上市需达到的临床试验标准，这就等于规定了支架采用的"门槛"，保证了在我们国家上市的支架的质量，并且这个指导文件也促进了我们国家关于支架应用的临床研究。

我认为上述这一系列的措施，促进了我们国家冠脉介入治疗的快速发展。特别是从 2002 年以后，冠脉介入病例数大概每年以 15% 的速度增长。到目前为止，我们国家冠脉介入数量已经居世界第二位，仅次于美国。从质量的统计指标来看，我们的质量也还是令人满意的。

三十载"介"梯路：在纵深发展的同时横向铺开

30 年来，PCI（经皮冠状动脉介入治疗）技术在纵深发展的同时，也带动了药物、器械、理念、学术交流等各个方面的横向铺开。

药物治疗对介入治疗的影响是非常重要的。早年我们做介入手术的时候是非常危险的，因为担心支架后患者形成血栓或出血，当时没有氯吡格雷（波立维）和噻氯匹定（抵克立得），只能用阿司匹林加华法林治疗。之后，抵克立得的出现替代了华法林，但是抵克立得引起白细胞（白血球）明显减少，减少到几百甚至于看不见，并引起发热。波立维的出现对我们介入治疗医师是最大的帮助，阿司匹林加波立维成为支架置入术以后标准的双重抗血小板治疗方法，一直使用了这么多年，它对介入治疗的发展，在药物学上做了非常大的贡献。当然波立维是前体药，也存在一些个体差异的问题，由于基因不同造成每个人对波立维的反应性不一样，所以现在又研发了新型的抗血小板药，就是替格瑞洛和普拉格雷。替格瑞洛没有个体差异，它的抗血小板效果更好，发挥作用更快，应该说比波立维使用起来更方便，但是它轻度增加了一些出血风险。总体来讲，药物的发展对介入治疗的发展有非常大的帮助，尤其是波立维起了很大的作用，我想这是一个很大的改变。

从治疗理念来讲，这 30 年我们对于PCI 适应证的认识也是在不断深入。首先，我们认识到冠心病介入治疗是能够挽救生命的，主要是急性冠脉综合征、急性心肌梗死（心梗）的患者，如果在 12 个小时以内到医院尽早接受介入治疗，就能挽救大量的心肌，明显地改善心梗愈后，减低心梗的死亡率。其次，不稳定型心绞痛患者接受介入治疗，也可以减少死亡或减少再梗死。对于稳定型心绞痛，应该先药物治疗，如果药物治疗效果好可以继续药物治疗，如果药物治疗不好可进行冠状动脉造影检查，如果有明显的狭窄可以考虑做介入治疗。再次，是否进行介入治疗，也取决于冠状动脉病变的部位，如左主干的病变、前降支近端病变，做介入治疗肯定是好的。一般的小血管病变，患者症状不明显就不一定做介入治疗。所以介入治疗，特别是对于稳定型心绞痛，我们要严格地掌握适应证，不要扩大化。

学术平台的发展极大地推动了整个学科的发展。早期我们请国外一些专家，做一些小型的研讨会，也做一些实况转播来交流经验。但是我们觉得这样还不够，所以在 20 世纪 90 年代我们阜外医院（中国医学科学院阜外心血管病医院）当时组织过一个国际介入治疗及心外科的研讨会。到了 2003 年，因为国外有几个大的会议做得很成功，我们中国要发展品牌会议的话，要把名字起得响亮一些，所以当时我们起了一个名字叫 CIT（China Interventional Therapeutics，中国介入心脏病学大会）。第一次办的时候，只有八百余人，数十位外宾，在北京国际会议中心。后来人数越来越多，我们就搬到国家会议中心。2014 年我们在上海举办，正式注册的人数达到六千六百余人，其中外宾达到七百余人。CIT 现在已经成为国际上的一个品牌会议，是亚洲最大的介入心脏病学学术交流平台

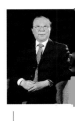

之一。利用这个平台，我们国内的学者来交流经验，能够展示一些新的技术，也能把国外的技术很快介绍到中国来，使我们未能出国参加会议的广大医师能够很快了解介入心脏病学领域的最新进展。另外我们还给基层的医师普及和规范最基本的介入心脏病学技术。CIT 对国际来讲是一个窗口，它作为学术交流的一个平台，对我们国家介入治疗的发展和普及，以及国际交流均起到积极作用，也受到了许多好评。

任重道远：未来冠脉介入的发展方向

冠脉支架的发展前景，一个很重要的方向就是全降解、可吸收的药物洗脱支架。我们现在的支架都是金属的，到 6～12 个月以后就没有用了。因为这时候血管不会弹性回缩，再狭窄的进程已经停止了。这时候支架在血管里会妨碍血管的舒缩功能。如果支架放得很多，可能以后需要外科冠状动脉旁路移植（搭桥）手术的时候都没有地方可缝了，所以全降解可吸收的支架

显然是一个发展的方向。这种支架在需要支撑的时候就支撑，需要释放药物的时候就释放药物，到 6～12 个月以后不再需要支架了，就可以被吸收、成为正常血管，恢复正常的舒缩功能，并且不影响以后的搭桥手术，不影响磁共振成像，也不影响再次介入——这是最理想的。另外，冠心病发展到晚期，心脏实在无药可救的情况下，我们很可能需要一些左心辅助装置，左心辅助—人工心脏也是我们下一步研究的领域。药物治疗方面，我们希望能有出血风险更小、抗血小板和抗凝效果更好的药物出现。当然，我们还应当发展我们的原创性研究。

我们国家 30 年的介入治疗历程，起始阶段很坎坷，但发展速度超过了全球，总体来讲是在健康发展。但是这个发展还存在很大的不平衡，沿海地区和偏远地区的技术还很落后，城市与农村或大城市与小城市之间的从业者水平差距比较大，今后我们要努力减小这些差距，让技术发展更均匀化、操作更标准化。由此可见，我们今后的任务还很艰难，任重而道远。

结语

以老一代的眼光来看，新一代年轻人继承和发扬了老一代的精神，都很敬业，都很认真，不怕艰苦而且也很专业，已经变成我们优秀的中青年介入治疗专家，我很看好他们。我觉得他们能把中国介入治疗事业发扬光大，会比我们老一代做得更好。对于刚入门的年轻医师，首先要好好学习理论，我们不能只做一个导管匠。怎么选择适应证，怎么于术前准备用药，术中怎么来具体操作，术后怎么来管理患者，做哪些术后处理，然后怎样长期随诊复查……这一系列理论和技术要很好地掌握。另外，我们要为患者考虑，把患者当成兄弟姐妹来治疗，带着热爱患者的感情去实践，就能有非常好的效果。■

根据高润霖教授口述内容编辑整理

葛均波

复旦大学附属中山医院　主任医师　教授　中国科学院院士
长江学者　博士生导师

胸怀赤诚心，不怕远征难

　　现为同济大学副校长，复旦大学附属中山医院心内科主任、心导管室主任，上海市心血管病研究所所长。美国心脏病学院院士（FACC），欧洲心脏病学会院士（FESC），兼任中华医学会心血管病学分会候任主任委员，中德医学会名誉会长，全国高等医药教材建设研究会理事，《上海医学》主编，《中国介入心脏病学杂志》副主编，多部国内外期刊的编委。发表SCI（科学引文索引）论文一百八十余篇，主编论著11部，其中1部在国外出版，参编专著16部，参编多部教材。

引言

　　原则上讲，冠脉介入治疗技术是我们从国外学来的。1977年9月16日，世界首例PTCA（经皮腔内冠状动脉成形术）在瑞士苏黎世完成。1984年它传到了中国，我们的医师在国外专家的帮助和指导之下做了我国第一例PTCA。我在1999年回国，那时候全国大概做了八千例。随着经济的发展和人们对这项技术的认同，病例数在以每年20%左右的速度增加。到了2013年，我们一年做了45万例冠脉介入手术。从举步维艰到遍地开花，我们克服了难以想象的困难，也收获了举世瞩目的成就。

起步艰难，如履薄冰

　　这项技术的发展和国家的发展是"同呼吸""共命运"的。在改革开放之前，我们经济困难，条件恶劣，技术落后。改革开放后，国家把一大批人才送出国门学习国际最先进的技术。高润霖院士、朱国英教授等人从国外留学回国，把冠脉介入技

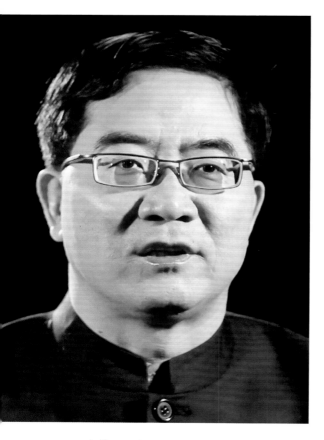

感受到这项技术的发展和变化。可能老一代人都知道，当时有一个名词"bail-out situation"，现在已经不再用了，它是指用球囊扩张的方法把血管扩张撕裂以后，导致的血管急性闭塞，或者导致的血管穿孔。这时候需要急诊搭桥，却没有搭桥的地方，就只能选择保守治疗。保守治疗虽然有一定的成功率，但是在当时失败率是相当高的。有了支架以后，虽然血管急性闭塞的情况减少了，但新的问题又出现了，就是支架内形成血栓的问题。当时并没有非常好的抗血小板药物，支架内形成血栓的发生率在20%以上，这是不得了的事情。那个时候我们基本上就不能睡觉，老是怕电话响，直线电话一打到家里去就被吓得一下子蹦起来，赶紧到医院去抢救患者。第一代做心脏介入的医师，都有这个体会。

真正使冠脉介入治疗上一个新台阶的原因，除了冠脉介入治疗器械的发展外，还有药物治疗。如果没有抗血小板药物，绝对不会有介入治疗的今天。为了解决血栓的问题，当时我们尝试过很多药物，有阿司匹林、华法林、双嘧达莫，也试过肝素等等，效果都不满意。我们甚至让放置了支架的患者口服华法林抗凝，但是也没能阻断血栓形成。直到20世纪90年代初出现了第一个抗血小板药物噻氯匹定（抵克立得）。抵克立得大大改善了介入治疗患者的预后，但是它又带来了新的问题：有一部分人会对抵克立得过敏，导致皮疹，血小板、白细胞减少，又不得不停药。所以那个时候，心血管介入医师真是每天如履薄冰。后来，抗血小板药物一代一代更新。真正的革命应该是氯吡格雷（波立维）的

术带回国内来，使我们得以自己独立开展，这是我们国家冠脉介入发展的一个重要里程碑。为了让更多医师掌握这项技术，小型的学术交流会诞生了，这就是介入论坛，当时叫"青年介入论坛"。论坛使这个被人认为非常神秘的技术变成了"public"，让大家都能够学习。最早的介入论坛规模很小，形式单一，大概只有介入病例的讨论，比如做了哪个病例，遇到什么情况，但它的作用是巨大的，意义也很深远。这是我们国家冠脉介入发展的又一个重要的事件。

作为介入医师，这些年来我深切地

出现。波立维大大降低了患者对抵克立得的过敏反应，又非常有效地阻止了血栓的形成。

万里从医路，一颗赤诚心

这些年，我见证了整个冠脉介入治疗的发展历程，但国内的冠脉介入我参与的相对比较晚。读硕士时我的专业方向是右心导管治疗先天性心脏病，当时我们国家还没有开展冠脉介入治疗。在1990年到了德国之后我开始接触到这项技术。因为它能够立竿见影地解决患者的心肌缺血、解决患者的病痛，我越做越喜欢，于是决定把它作为自己的事业。我觉得自己也很幸运，可以在那个中心最早接触到最新的技术。

早在1988年，我的导师（艾倍尔教授）就开始在欧洲做冠脉支架，而且是从旋磨技术开始。我觉得有义务把这个技术介绍到国内来，所以在1994年春节，我第一次回国做了国内的第一例高频旋磨术，但当时没有放支架。现在回过头想想真是后怕，因为如果做了旋磨不放支架的话，再狭窄率在2/3以上。但20年过去了，我的这个患者还健在，今年88岁，每当说起这个手术，他都感激得满眼热泪。

这个职业最吸引人的地方就是挽救患者生命后的那种成就感。我的一个患者是名军人，参加过解放战争和抗美援朝战争，为我们国家作了很多的贡献。他来就诊的时候血管钙化很严重，情况简直糟得一塌糊涂。尽管介入手术风险很大，但他的家人坚持要做介入，我说可以试试看，风险

我们共同承担。在巨大的压力下，手术做了4个小时，最后成功了。我去跟患者的老伴儿说了这个消息，老太太让我坐下，把她四十多岁的儿子拉过来，当着很多医师护士的面一起给我跪下磕了三个头。老太太可能太激动，头都磕破了、伤口往外冒血，护士赶忙给她递纱布、帮她包扎。她说13岁就嫁给了他，一直跟随着丈夫征战南北，他就是她的天。老头子功勋卓著，老来只留下一身弹片和这个病。他们跑遍了北方的医院，最后来到上海，准备真要不行也就把老骨头撂在这个地方了。在场的医师护士无不动容，这次经历我一辈子都难忘。我体会到了患者和家属的这份生命的重托，也更明白了医师的使命感和责任感。

热爱、奉献、全面和衡量

看到年轻医师正在快速成长，冠脉介入事业后继有人，我们都很欣慰。我想嘱咐这些孩子们，要做好一个介入医师，要记住四个词：热爱、奉献、全面和衡量。

任何专业都有优缺点，况且介入是一个相当有风险的专业。只有从心里面热爱这个事业，才能不为付出太多而成天抱怨。因为你在做自己喜欢的事情，会全身心地投入，会更努力，这样才能有所成就。

"奉献"二字的分量，只有经历过才能懂得。选择了介入，就等于选择了奉献。每天将自己暴露于射线下，自身健康受到威胁，每天穿着沉重的铅衣，放弃与家人相处的时间和休息的时间，无时无刻不在承担风险……但是，当你成功地一次次将

患者从死神手里夺回来，你会觉得所有的奉献都是值得的。

第三个词就是全面。这是指一个介入医师除了要掌握介入技术外，还要掌握全面的临床知识，要夯实自己的基本功。介入医师并不是管道工，他首先是一个很好的心血管医师，然后才会是一个好的介入医师。

最后一个词是"衡量"。我们做事情要考虑"成本效益比"，考虑得与失。现在器械很先进，把支架塞到冠脉里面去太容易了，但是关键要掌握哪些该做、哪些不该做，什么时候该收手。我一直记得我们老院长讲的话：医师这个职业，不光讲医术，还讲仁心。一个人患了肿瘤，你给他手术、化疗，患者家里面把猪卖掉了，把房子也卖掉了，结果他只是多活了半年，那他的家人以后怎么生活？所以，我们在做治疗前要仔细衡量能给患者带来多少益处，家庭能不能承受，值不值？如果获益都不明显，为什么还要做呢？

我们国家的医患关系相对紧张，为什么医患会站在对立面我也不是很理解，但我认为介入技术是一个有风险的操作技术，要努力使它健康地发展。我们在要求社会理解我们的同时，自己也应该做好自己的工作、练好技术。此外，如果我们有这样一种心态，把患者当成自己的亲人对待，和谐地交谈，让家属知道获益有多少、风险有多少，那么即使有的时候有一些失误，患者也会理解的。医患站在一个"战壕"里面，共同去抵抗疾病、共同承担风险，这应该才是真正的医患关系。

医师是一个崇高的职业，冠脉介入是一项崇高的技术。患者和医师都应该对这个专业有敬畏之心。患者应当尊重医师，医师更应当忠于这个职业。做中国冠脉人，就要胸怀赤诚心，不怕远征难！

结语 我们国家超过 13 亿人口，如果不重视预防，可能在未来很长的一段时间冠心病的发病率还会急剧地增加，这会导致我们心血管医师面临非常大的挑战。预防仅仅依靠医师是做不好的，一定要通过政府、社会来共同实现。医师不可能到每一个社区去做预防讲座，医师所能做到的，就是给患者提供最好的治疗。医院和社会都要努力，争取早日迎接冠心病发病率的拐点。

根据葛均波教授口述内容编辑整理

霍勇

北京大学第一医院　主任医师　教授　博士生导师

弹指三十年，漫漫长征路
——回顾冠脉介入治疗发展 30 周年历程

现任北京大学第一医院心内科及心脏中心主任。兼任中华医学会心血管介入治疗培训中心主任，中华医学会心血管病学分会主任委员，中国医师协会心血管内科医师分会前任会长，卫计委医政司心血管疾病介入诊疗技术管理专家工作组组长，中国民主促进会中央委员，中国民主促进会中央科技医卫委员会副主任；《中国介入心脏病学杂志》主编，《中国医学前沿杂志（电子版）》主编等。发表学术论文百余篇，主编学术专著 13 部。

引　言

从第一例 PCI（经皮冠状动脉介入治疗）在中国开展，我国冠脉介入治疗至今已经跨越三十个春秋。三十而立，介入治疗与其说是一项技术，不如说是一种新的理念；介入治疗的发展，是一种精神的发展、一种理念的发展。今天我们站在中国心血管学科的制高点上，在思考发展的同时，更应当汲取过去 30 年的经验教训；此时回顾介入治疗发展的坎坷历程，显然是一个最佳的机会。

弹指三十年：PCI 学习、推广、普及 "三级跳跃式" 发展

中国冠脉介入治疗的发展始于 1984 年，这 30 年，可以大致按照每十年为一个阶段分为三个阶段：第一个十年是学习和引进，第二个十年是推广和普及，第三个十年才是真正的成熟和发展。

在第一个十年，中国的冠脉介入治疗病例数每年也就 100 ～ 200 例，统计资料显示，到 1996 年全国才完成五千余例。第一个十年的大部分时间用在了学习上，有

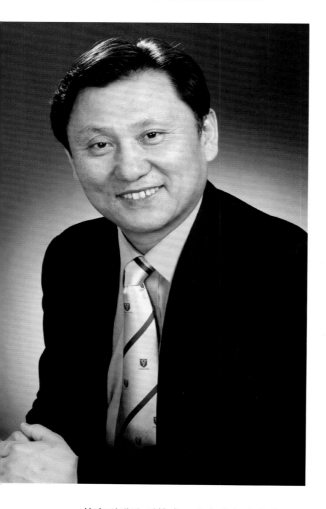

做手术，很多专家陆续到全国各地开展冠脉介入的普及和推广工作。从这个时期开始，中国的冠脉介入治疗已经形成了一个推广、普及的网络，是非常重要的一个阶段，使中国冠脉介入治疗有了发展的基础。过去的30年中，我去过中国大概四五百家医院，曾经一年做一千例PCI，全国每十例PCI手术就有一例是我做的。这个经历我觉得不可能发生在全世界任何其他国家，但这就是中国，我非常荣幸能够有机会来推广PCI技术。

当然最后这个十年也就是2004年以后至今，冠脉介入治疗无论器械、经验还是管理上都已经发展到相对成熟的阶段。最近这个十年是中国的冠脉介入治疗蓬勃发展的十年，这十年中，我国冠脉介入治疗已经具有世界一流的规模——我相信也达到了世界一流的水平。中国的冠脉介入治疗手术量在2013年达到将近45万例，除了美国以外，中国是全世界PCI例数最多的国家；中国的例数赶上美国，我觉得只是时间问题。

弹指三十年：PCI培训、准入、质控"三足鼎立"的规范化制度

中国PCI的发展，像中国的经济发展一样，到今天主要不是数量问题。中国的GDP（国民生产总值）增长很快，到今天我们不能只要GDP过快地增长，我们需要更多优质的、绿色的GDP。对冠心病的介入治疗也一样，应当认识到如何规范地使用这个技术、如何使患者能够得到最大获益，这才是我们最需要思考的。

外宾引进这项技术，也有我们出去学习这项技术，然后在医院里开展。这个学习过程比较漫长，当然这也和国际发展本身比较慢有关系。

第二个十年确切地说是在1995年、1996年以后，最主要的发展原动力是我们相当多的专家学成回国，尤其是中青年专家，这极大地推动了中国冠脉介入治疗的发展。在这个阶段，大家除了在自己医院

在 30 年的发展过程中，全国已经建立了冠心病介入治疗规范化的三项基本制度。第一项是培训制度，建立了全国的培训基地，组织完成规范的培训课程、培训教材、导师队伍及全国考试等。第二项是准入制度，介入治疗是二类医疗技术，基本准入权限在各个省，以各省卫生厅（局）为单位进行介入治疗医疗机构和人员准入监察，从而限定了进行介入治疗技术的医疗机构和人员的门槛。第三项是质量控制（简称质控）制度，即建立医疗质量管理中心，对冠心病介入治疗相应指标进行监测、评估、发布和改进，促使医疗质量得到保证，形成国家层面上的一个质控网络。目前质控网络与已建立的心血管介入诊疗数据库系统相结合，这使得心血管介入诊疗的管理实践在国家层面上走到了全世界的最前面。中国是世界上为数不多，甚至说是唯一一个从国家层面对心血管介入诊疗进行管理的国家。因此，中国的介入诊疗技术不一定是全世界最高水平，但我们具有最好的行业与行政管理相结合的管理体系，这不仅确保了冠脉介入治疗技术的发展，更重要的是保证了冠脉介入治疗技术的规范化应用，使冠心病患者能够最大程度受益。

同时我们在每一个发展阶段制订了相匹配的规范化内容。在前 20 年，这种规范基本停留在专业层面上，或者说学术探讨层面上，但是在 2003 年以后，也就是重症急性呼吸综合征（SARS）以后，我们国家在卫生部（现称卫计委）的领导下，正式启动了以心血管介入诊疗技术为主要内容的医疗技术管理——这是一种新

的尝试。经过几年的探讨，在 2007 年，卫生部就出台了《心血管介入诊疗技术管理规范》。这份文件从国家行政层面上对心血管介入诊疗技术进行了规范化的管理，使介入规范化的范围从仅仅技术层面进行的学术探讨，上升到管理的层面上；最近 10 年的丰硕成果就是对冠脉介入治疗规范化管理优势最好的印证。

弹指三十年：PCI 技术、经验、科研"三位一体"形成发展动力

冠脉介入治疗的发展离不开技术的革新，既有器械的改进、各种新技术的融入，也包括经验的累积。最重要的是我们通过很多研究，形成循证医学证据，并由此来指导和推动临床实践。

冠心病的介入治疗在不同的阶段以不同的应用技术为特点。第一个阶段几乎就只有球囊扩张；第二个阶段以裸支架为主，在 1993 年，中国医学科学院阜外心血管病医院（简称阜外医院）、北京大学第一医院等都进行了裸金属支架的置入——裸金属支架的置入在当时是冠心病介入治疗划时代的进步；第三个阶段是以药物洗脱支架为主，药物洗脱支架的应用是改善近期和远期疗效非常重要的手段，阜外医院和广东省人民医院几乎同时在国内率先完成了药物洗脱支架的置入。

在起步阶段，我们通过学习，引进并掌握了一些技术，也不断积累了自己的经验和大量数据。在这个时候，我们最需要的是总结、交流自己的经验。于是我们就提出创立中国的介入学术交流平台，介入

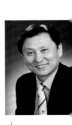

论坛也应运而生。包括我在内，我们国家很多冠心病介入治疗的专家都是伴随着介入论坛的开办而成长起来的。毫不夸张地说，如果没有类似于介入论坛这种会议，介入学科就不可能有如此蓬勃的发展。原因在于，只有通过交流，才能更好地提高和推动技术与经验的不断成熟。

不同的 PCI 技术在中国的应用日趋成熟，一些突破性的事件也值得纪念——尤其是在当时那个年代。更重要的是，我们应当想到，在中国做的第一例也好，第二例也好，技术炉火纯青也好，经验不断丰富也好，这些技术没有一个是我们发明的。所有东西都是从国外引进的，都是在沿袭外国医生的思考、创造和发明，我们仅仅是学习而已。一直到今天，我们的介入治疗已经发展到很高水平，但是在技术和科研创新方面，我们与国外先进水平的差距还是巨大的。到今天我们还没能通过我们自己的思考、创造来给临床发明一项全新的技术。所以我们今天应当不只看到我们的发展，同时也要深刻认识到自己的不足；一方面需要将更多的精力用于研发新的技术，另一方面也要探讨和优化现有技术、保持中国介入治疗可持续地良性发展。在世界 PCI 领域，我们不仅要手术数量上是"一枝独秀"，在科研与创新方面也要争取一席之地以发出更强的声音。

结语

介入治疗发展的历程，也是我个人成长的历程。从一个年轻的医师，现在也已走向中老年。我自己获得了学识和成长，重要的是在我们成长的同时，伴随着中国心血管学科的发展。对介入领域的倾心与投入，除了当年有一种使命感以外，还有一种对技术的追求。在当年推广、普及的过程中，大家不仅仅掌握了这项技术，也建立了深厚的友谊，甚至也推进了不同学科的发展。冠脉介入治疗的发展过程中，我们一定要紧密团结和合作，共同促进中国的心血管内、外学科共同发展。对于未来的冠心病介入诊疗发展，我一直坚信，一定在普及的基础上，要规范，要发展，最后才能有创新。没有规范，再多的例数都不一定带来实际意义。所以我们冠心病的介入治疗和中国的 GDP 一样，应当是又好、又快地发展，而且我们一定要把"好"放在首位。■

根据霍勇教授口述内容编辑整理

沈卫峰

上海交通大学医学院附属瑞金医院　主任医师　教授　博士生导师

我的从医感悟：无介入，不人生

现任上海交通大学医学院附属瑞金医院心脏科主任，中华医学会心血管病学分会第八届委员会常委，中国医师协会心血管内科医师分会常委，上海交通大学医学院心血管病研究所所长，法国心脏病协会（FSC）会员。担任《国际心血管病杂志》主编，《中华心血管病杂志》副总编辑、《中国介入心脏病学杂志》等医学期刊编委。发表论文四百余篇，主编 8 部专著。

引言

非常高兴能跟大家一起来回忆中国介入心脏病学 30 年来的历程。前几年我在《中华医学杂志（英文版）》上发表了一篇关于中国介入心脏病学历史的文章，向全世界公布了我们 30 年来取得的成就。同时非常有幸，我自己作为其中一员，也为推动我们中国介入心脏病学的发展，特别是冠心病介入治疗的发展作出了一定的贡献，感到特别开心。心脏介入治疗是我毕生的事业，我几乎将所有热情和精力都投入到了介入治疗的研究和推广中。对于我和我的很多同事来讲，可谓是"无介入，不人生"。

中国冠脉介入的 30 年：三阶段、三方面、立体化发展

介入心脏病学已经成为一个学科，它为患者提供了一个很好的治疗方法。我们国家介入领域的发展非常迅速，这 30 年的历史可以分为三个阶段。第一阶段是从 1984 年到 1995 年左右。这段时间是冠脉介入发展的早期，介入治疗的指征绝大多数是不稳定型心绞痛。那时候器械比较落后，导管比较粗，而且没有支架，只有球囊。第二阶段是从

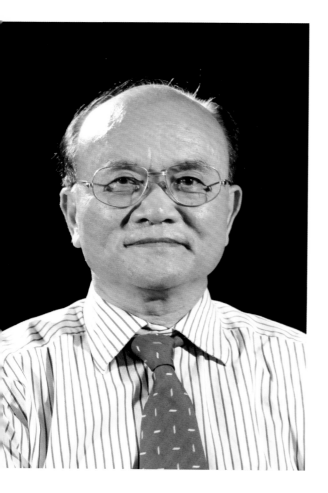

提高。

冠脉介入的发展主要体现在三个方面。第一个方面就是冠脉介入治疗的指征范围越来越宽。现在，从稳定型心绞痛到急性冠脉综合征，从简单的病变到复杂的病变，几乎所有的冠心病患者都可以接受介入治疗。同时我们还在对比介入治疗与冠状动脉旁路移植（搭桥）手术，思考哪一种方法更适合患者。第二个方面是介入的器械日益先进，技术也在不断进步。20世纪80年代中期我们国家刚刚开始做介入治疗的时候，器材非常简陋，且当时都是经股动脉介入的治疗方式。之后我们国家的医疗器械发展得特别快，有十几种自己生产的支架。我觉得医学的发展，实际上对整个医疗器械行业也起到了很好的推动作用。第三个方面就是药物的发展。最开始我们放置支架以后经常有患者发生血管闭塞，当时给患者使用肝素，服用双嘧达莫（潘生丁）、华法林等，但是现在知道这些药物实际上没有在根本上起效。噻氯匹定（抵克立得）的出现确实给我们放置支架提供了一个很好的保障。然后又出现氯吡格雷（波立维）这样的药物，它没有抵克立得那么严重的副作用。它与阿司匹林联合使用的双联抗血小板治疗，是我们介入治疗术后疗效的重要保证。

1995—2003年。1995年左右我们开始有了裸支架。支架的出现解决了血管闭塞的问题，因此介入治疗的指征有所扩大，包含了一些急性冠脉综合征的患者。2003年伊始，我们又有了一个跨越，就是药物洗脱支架的出现，这是第三个阶段。药物洗脱支架出现以后，我们就克服了支架再狭窄的问题，降低了心肌梗死的复发率，患者的接受程度得到了

上海冠脉介入发展的30年：实现起步、推广、规范化管理三级跳

上海介入心脏病学的发展，实际上跟

国际、国内的介入发展是同步的。20世纪80年代中期我从澳大利亚回国以后，上海还没有开展这个工作。在经过长时间的准备后，1990年我们在没有心脏外科、没有支架的情况下做了第一例冠脉介入手术，并取得了成功。

推广这个技术最重要的是将其推广给更多医师。20世纪90年代初期，我们首先针对上海的三级医院开展培训，每三个月开一次学习班，现场做手术、实时转播，就这样一步一步推广，最早可能只有3～4家医院可以开展。2005年，我们实行了医保准入制度，能开展这个技术的医院增加到24家，现在就基本上广泛覆盖了。除了上海市，我几乎到过全国所有的省市去推广这个技术；那时候真的很辛苦，但是也很有成就感。

上海在整个中国介入心脏病的规范化管理方面走在最前面。我们首先在卫生局的领导下，成立了上海市心脏介入质控中心。我们邀请了上海中山医院、上海华山医院等一些大医院的共10位专家组成专业委员会。当时卫生部还没有专家委员会，其他的省市也没有。此外，上海也是第一个推行医保准入制度的地区。从目前来看，上海的介入发展总体可以说是良好的，最近3年来，中华医学会的医疗事故鉴定中基本没有跟介入有关的事故；这是一个很大的跨越，至少说明我们做介入治疗是安全的，没有对患者造成损害。目前我们介入治疗的死亡率在1‰左右，与国际持平，这让人非常欣慰。

从医 30 年：救死扶伤义不容辞，期盼社会更多理解

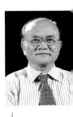

医师的付出是很大的。首先上学时间比别人长，我在国内读了4年、又到国外读了5年，拿到博士学位；一个医学博士的培养周期至少要8～9年。而且医学本身发展得很快，我几乎每天要看书，如果不看书，就不可能给学生讲好课，更不可能跟国外专家去交流。因此医师这个职业不仅仅是个操作工，还要不断学习和研究。另外，介入心脏病学专业可能更加特殊一点——从事这种专业工作，身体方面的付出是很大的，因为是在X射线下工作。头发掉一点无所谓，之前我还患过带状疱疹——是由于免疫功能减退引起的，一共折磨了我6个月，任何办法都不奏效。白天要做手术，周末基本上都在国内做指导，整整跑了10年；其间，我还抽空看书、写文章。到现在我一共写了四百多篇文章，发表在国内外的各种期刊上。我还写了几本书，把我们的经验和国内外同行进行交流。

在老百姓看来，我们的苦处顶多就是穿个很重的铅围裙，做得很累。他们不知道除了射线以外，我们的精神压力也是很大的。碰到一些比较复杂的患者，一个手术做下来通常几个小时，衣服湿透不说，精神还高度紧张。但是我觉得也没必要表彰自己，我们对患者的付出是应该的。一个人既然学了医，选择了医疗事业，就要治病救人。很多媒体只在SARS暴发的时候、在禽流感发生的时候想到医师，其实我们每时每刻都在救死扶伤；我的手机24小时开机，随时准备抢救患者，不管

是平日半夜还是大年三十。我们连夜抢救患者，其实不用报纸宣传或者表扬，这是医师应该做的，只要社会能够给我们一点肯定、一点理解就可以了。另外，国家应该进一步完善医师的行为规范，让制度去约束好医师的行为，让医院的领导去把下关。我认为我们现在可能处于一个发展阶段，会碰到一些问题，将来会好的。

结语

我觉得我很幸运，正赶上了30年介入心脏病学发展的一个高潮。希望下个30年，我们会有更大的发展。与20年前相比，心脏病的患者群有了很大变化，冠心病患者增多，合并症患者增多，患者病情越来越复杂，人数也越来越多。针对每个患者，我们应该有个体化的处理策略，包括药物治疗和支架放置的个体化。医学是一门艺术，我们不是技术工。此外，在制度、管理以及科研方面，我们都有很多需要改进和完善的地方。让我们医师和患者、政府和社会一起来努力！ ■

根据沈卫峰教授口述内容编辑整理

吕树铮

首都医科大学附属北京安贞医院　主任医师　教授　博士生导师

满腔热血，一颗丹心
——我的介入人生

现任首都医科大学附属北京安贞医院大内科主任、内科教研室主任。兼任中华医学会心血管病学分会介入心脏病学组委员、中国医疗保健国际交流促进会心血管病管理专业委员会专家委员。《中华心血管病杂志》副总编辑、《中国介入心脏病学杂志》《中国循证心血管医学杂志》《中国心血管杂志》等期刊编委。发表学术论文百余篇，主编学术专著6部，参编6部。

引言

中国的心脏介入事业起步较晚。1977年瑞士医师Grüntzig完成了世界上第一例球囊扩张，即PTCA（经皮腔内冠状动脉成形术）。七年之后的1984年，中国西京医院请了外国医师，和中国医师一起完成了国内首例心脏介入手术。在20世纪80年代末，朱国英教授从法国学成归来，高润霖教授从美国归来，贾国良教授从日本归来；我是1991年从法国回来的，可能当时中国仅有我们4人可以做心脏介入手术。从原来的4位医师，发展到现在的数千位冠脉介入医师，从当初的4家医院，发展到现在的千余家医院，从当初每年全国百余例，发展到现在的每年四十余万例——可以说这30年来中国心脏介入事业真是飞速地发展，其成果着实令人欣慰。冠脉介入也是让世界认识中国医疗水平的一个重要的窗口。

中国冠心病治疗的四座里程碑

中国冠心病治疗的第一座里程碑，应

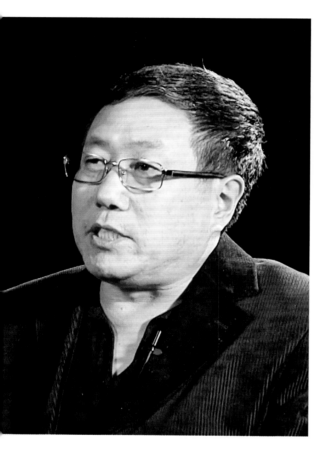

该说是监护室的建立。有了监护室以后，我们就能尽早发现室性心律失常，这使患者死亡率大幅下降——从30%以上降到20%以下。第二座里程碑是急性心肌梗死（心梗）患者的血运重建，早期的治疗手段主要是溶栓，而后变成介入。第三座里程碑是支架的使用，支架使手术的安全性增强了，患者的接受度提高了。1995年支架开始应用以后，介入例数有一个井喷式的增长，死亡率进一步降到5%左右。第四座里程碑是药物支架的出现，使再狭窄率进一步下降，手术安全性进一步加大。

当然，药物的发展也是极其重要的。冠心病需要综合的管理，手术疗效还需要有药物治疗来保驾护航。首要的是抗栓治疗，支架置入术后由于血管内存在异物，支架内血栓的发生率会达到30%以上。即使原来没有心梗的患者1/3以上术后都要发生心梗或者猝死，这是很不安全的。于是美国医师逐渐研究出一套方案，术前静脉点滴低分子右旋糖酐，术中及术后使用肝素，术后使用华法林。后来又有了噻氯匹定（抵克立得）和氯吡格雷（波立维）的出现，特别是双联抗血小板疗法的应用，使血栓发生率降低了，安全性提高了，医师也能更放心。

我引以为豪的四个"第一次"

在我的介入人生中，有四个"第一次"是我最引以为豪的。第一个"第一次"，是我回国的第二天一早，1991年4月24日，我在安贞医院（首都医科大学附属北京安贞医院）完成了首例全程由中国人独立完成的球囊扩张术。之前，尽管阜外医院（中国医学科学院阜外心血管病医院）、北大医院（北京大学第一医院）、西京医院（第四军医大学第一附属医院）也在做PTCA，但主要还是以请外国人来帮助、中国人跟着学习为主。那时候大家做介入都免不了有一种恐惧心理，是因为支架还没有出现，手术安全性有很大问题，适应证受到很大的限制。因此，挑选患者就比较严格。我遇到的这个患者前一天还在发作心绞痛，如果做介入风险会更大。

有的医师劝我，说我刚从国外回来，如果头一例手术失败了，可能会影响以后的前途。但仔细权衡了一下，我在国外独立做的手术有比这更危险和复杂的，都没有失败，我还是有很大把握的；所以我就做了，并且手术获得了所预想的成功。这也增强了我对以后从事该项事业的信心。

第二个"第一次"，是在1992年1月，我在急诊科遇到了一个患者并做了PCI（经皮冠状动脉介入治疗）。这个患者就诊时血压下降，心电图提示心梗，我立刻给他做了急诊的球囊扩张介入，打通了阻塞的血管——这是中国首例急诊PCI。急性心梗的死亡率是非常高的，当时虽然知道开通血管好，但是没有很多的证据证实越早开通越好；而且急诊PCI风险很高，很多人不敢做，也没有做得很熟练。好在我在国外学习的时候做得比较多，所以能独立开展中国的第一例急诊PCI。

第三个"第一次"，是在1991年，碰到了一例双侧股动脉闭塞的患者并为其做了经桡动脉PCI手术。那时以往的介入治疗都是经股动脉入路，而这例患者无法选择股动脉入路，我只能从桡动脉入路为他进行冠脉造影和介入——这也是中国首例经桡动脉做的冠脉介入。

第四个"第一次"，是1994年年底，我为一例左主干有孤立病变的患者置入支架。之前有些研究表明，左主干的狭窄如果单用球囊扩张，血管容易撕裂崩塌，死亡率非常高，所以那时左主干病变被列为介入治疗禁忌证之一。1993年支架上市，我就想尝试用支架来解决左主干狭窄和血管突然闭塞的问题。但是由于支架刚刚上

市，当时也没有任何资料，没人敢尝试往左主干里放置支架。我把一个15毫米支架用剪刀剪断了，只用7毫米，又把它连到了球囊上，置入这个患者的左主干内。就这样，我在中国又开了一个先河，这是中国首例左主干支架置入术。之后，我在全国各地推广左主干支架术，现在可能有好几百个国内医师会做左主干病变的介入手术了。中国的左主干病变的患者在治疗上多数是放置了支架，极少数选择冠状动脉旁路移植（搭桥）手术，并且中国可能是目前做左主干支架治疗最多的国家。自从有了支架以后，左主干介入手术中不再需要心外科的医师处理急性血管闭塞了。

我愿为介入事业鞠躬尽瘁，死而后已

好技术需要推广。从1992年以来，我们这4位医师，致力于全国介入医师的培训。国家"八五"计划（"八五"科技攻关计划）是介入技术推广的一个里程碑，它是由高润霖院士牵头的。当时参与的医院是阜外、北大、安贞、西京4家医院。在整个"八五"计划的时候，这4家医院完成了中国所有冠心病介入治疗例数的80%，为介入治疗的推广作出了很大贡献。当时北大医院的朱国英教授从1987年到1992年的5年当中，累计做了100例PTCA，也因此在1992年获得了卫生部颁发的奖项。

我这二十余年来做了上万例介入手术，是唯一跑遍中国所有省级医院进行介入技术交流的人。很多医师学习了以后，

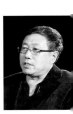

觉得自己还是做不起来，又到安贞医院找我来进修。进修一年以后他再回去，过段时间我又到他们那里去……有很多医院都是这样长期合作的，比如云南、陕西、甘肃、新疆，我基本每个月都去，直到两年之后，他们自己能独立做——一名介入医师的培养周期大概在三年左右。就这样，一批批的人才被培养起来。其实，想来是很辛苦，但想想几乎所有省级医院的主任们，都曾经由我指导过，这也是一种成就感吧！而且，因为我们的工作，使急性心梗的死亡率从百分之几十降到百分之几，并且因此还成立了一个学科——介入心脏病学；从冠脉介入技术的应用、冠脉介入器材的使用，到抗血栓的治疗，包括现在所谓基因型靶向治疗，这些年无数新的领域被开辟，这种成就感也是巨大的。

正是因为这莫大的成就感，即便遇到很多难以想象的困难，我仍一直在坚持。由于接触太多射线，对身体造成了非常大的伤害——1995 年正值支架的大发展时期，我被诊断出双侧股骨头坏死，架了两年的双拐，最终还是挺过来了。我认为，既然选择了这个专业，就要有自我牺牲的精神；干这行就得豁出去，短时间之内甚至不要命。有些人怕接触过多放射线，一周做一台手术，那样终究是练不出来的。

做介入的人，事业心远远强于对自己生命的关心。就是那种荣耀感，那种解救患者病痛的感觉，那种被人需要的感觉，促使着介入医生甚至不太会顾惜自己的生命。其实这 30 年来，我对中国冠脉介入所做的就是不懈的探索。冠脉介入是我的事业，我愿为这个事业鞠躬尽瘁、死而后已。

结语

中国是一个人口大国，我们国家每年心梗的发生是 200 万~250 万人次，所以尽管我们现在一年做四十多万例 PCI，也只有不到 1/4 的患者接受了介入治疗，这个比例并不高。在未来的工作中，我们应当继续努力使介入治疗成为常规治疗、广泛开展起来；尽可能将这项技术推广到所有的县级医院，再加上基本医疗保险、新型农村合作医疗等政策的支持，如此就可以让更多的中国患者受益。■

根据吕树铮教授口述内容编辑整理

马长生

首都医科大学附属北京安贞医院　主任医师　教授　博士生导师

承前启后，开创介入治疗新时代

现任首都医科大学附属北京安贞医院心脏内科中心主任，国家心血管疾病临床医学研究中心主任，首都医科大学心脏病学系主任。兼任中国医师协会心血管内科医师分会候任会长，中华医学会心血管病学分会副主任委员，中华医学会心电生理和起搏分会常务委员，中国生物医学工程学会常务理事兼心律分会介入医学分会候任主任委员，《中华心血管病杂志》《中华心律失常学杂志》《中国实用内科杂志》《心血管电生理杂志（JCE）》《欧洲心脏起搏杂志（Europace）》等国内外三十余种学术期刊的编委。发表论文七百余篇，其中SCI收录百余篇。

引言

介入治疗这30年，代表着我们国家整个现代医学进步和整个国家的进步，尤其是与经济发展是同步的。30年过去了，国内至少从技术上已经达到了尖端的水平，从以前必须出国学习的模式，转变为现在90%以上的医师都是在国内学习。这样的变化非常不容易，是一大批专家前仆后继的努力才换来的成就，也是无数任劳任怨、不辞辛苦的中国医师积极奉献的成果。

介入三十年：技术在磨砺中日趋精湛

我的第一例PCI（经皮冠状动脉介入治疗）是在1994年完成的，当时我在首都医科大学附属北京朝阳医院心脏中心，中心主任是胡大一教授，1994年5月份前后，我们请了日本著名的心脏介入专家来进行培训和指导。我印象非常深刻：当天我们安排了7位患者，日本专家带我们做了3例，第4例开始就由我来做，迈出了我独立进行PCI手术的重要一步。一

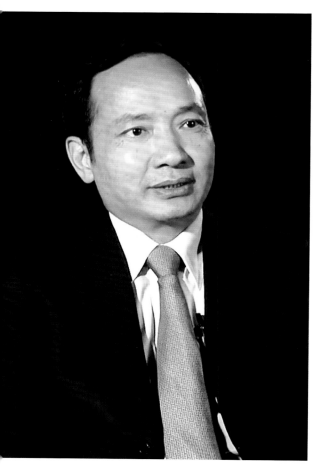

氛围高涨，刚开始开展的大医院在掌握技术后，就会迅速地将其推广到全国。1984年是全国最早的一例PCI手术完成，是真正意义上的第一次做介入治疗，之后得到迅速推广。正好在1994年以后又有支架了，推广速度就更快了！

从这些年介入发展的过程来看，表面上异乎寻常地顺利，其实背后是众多介入医师的辛勤付出和默默耕耘，充分发挥了我们中国医师吃苦耐劳精神所创造的成果。1993—1996年我经常去山东临沂，1992年去推广二尖瓣球囊扩张术，而1994年以后又去推广支架技术和射频消融技术。回想起来，连续三年的正月十五，都是在那儿过的——其实就是在那儿做手术。冠脉技术推广和发展如此顺利的一个重要因素就是国内医师特别吃苦耐劳，为今日PCI蓬勃发展奠定了良好的基础。

介入三十年：技术与理念同步成熟的过程

在30年前，做造影都觉得很神奇，到后来培训了一大批心脏介入医师，再后来PCI成为临床医学的一个主要专业，同时也完成了从国外培训到国内培训的模式转化，迅速地将PCI技术在国内推广。毫不夸张地说，整个发展过程，给我们国家整个心血管病领域，带来了一个现代医疗模式和治疗理念，这是发生在技术成就背后的另一重大变化。

令我印象深刻的就是20年前见到冠心病患者，就一定要吃硝酸酯——患者吃

个月之后，我就开始独立到外地做PCI手术了。

我觉得中国医师非常聪明，在早期经过外国专家指点，我们便能迅速掌握这项技术。同时中国医师又很重视临床实践，学习都非常快，做事情比较小心谨慎，在迅速掌握这些复杂技术的同时，操作方面相对更加安全。中国医师的学习愿望极度迫切，技术很快得到了推广，而且从特别落后慢慢变得跻身先进行列。当时全国的

了会头痛，但是头痛还要忍着，为什么？缓解心绞痛！除了 β 受体阻滞剂降压，只有硝酸酯类能缓解心绞痛，后来可以使用他汀类药物对血脂进行调控达到预防冠心病的目的。现在放置个支架就好了，放置完支架的第二天就可以出去散步活动了。

过去 20 年，在心血管疾病管理方面，最重要和最潜移默化的是理念的变化。实际上对于技术本身，大家很快就掌握了，但是理念的变化对冠心病的治疗最重要。理念改变具体体现在患者需要综合防治。我们赶上了他汀时代，赶上了血管紧张素转化酶抑制药（ACEI）时代，也赶上了介入时代，有了上述这些疗效显著的药物和治疗手段，显著降低了死亡率和改善了患者的预后。但是急性心肌梗死（心梗）和心力衰竭依然是我们面对的难题，同时对于心肌梗死和心力衰竭也需要纳入综合防治的理念中；要建立二级预防的概念，包括生活方式和习惯的干预。

在时下的中国，城市尤其是大城市和西方国家的情况颇为相似，所以像北京、上海的人均预期寿命是和西方发达国家大城市是类似的，这和心血管疾病的防治息息相关。过去 60 年，在冠心病防治方面，我们主要是控制高血压、血脂异常等危险因素。30 年以前，对于冠心病主要是使用溶栓药物作为治疗手段，而今天介入治疗技术的引入和发展辅以系统的抗凝抗栓治疗，对于降低冠心病患者的死亡率具有决定性的意义，其贡献是排在首要地位的。我觉得这就是冠心病介入治疗的意义所在。

1995 年出国时看到很多患者做造影、

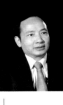

球囊扩张、冠状动脉旁路移植（搭桥）、放置支架，发现他的心功能都是正常的，没有得过心梗。而国内当年包括现在很多都是心梗后再做 PCI，这说明国外能够更早地发现冠心病并进行治疗，多年后患者便不会出现心梗。国内到最近这些年，尤其是近 5 年，逐步地有点像 20 年前国外的临床情形，能更早地发现冠心病，更早进行介入治疗、冠状动脉旁路移植（搭桥）手术或是强化药物治疗，而不是等到心梗发生后再治疗；整个疾病的治疗阵线在不断往前移动，这是治疗理念上最显著的变化。

介入三十年：中国介入医师承前启后、肩负重任

我们这一代人是幸运的，赶上改革开放、上大学、出国培训、信息发展等等，我们学习和掌握新技术的速度也是非常快的，才造就了今日介入技术蓬勃发展的势态。但是和上一代的专家相比，我们也有很多的不足。上一代老专家常年在临床一线，临床的基本功更扎实、更全面，很多在"文化大革命"前接受教育，总体上他们的综合素养尤其是文化修养更全面，综合素质更稳健。我们这一代人上小学时正好赶上"文化大革命"，大部分前人都失去了接受大学教育的机会，很多人才无法培养出来，而我们受高等教育的机会相比于前人更多。之后赶上了改革开放，由于没有"上山下乡"，所以获得了更多专业学习的时间，能更快地进入专业领域。我们可能在文化素养方面不如上一代，同时在临

床方面也不如上一代专家更扎实，这是我们的不足，也是我们在成长和进步时需要解决的问题。

我们处在中国心血管领域发展承上启下的重要节点，之前我们完成了诸多重要的任务——推广普及 PCI 技术，使其在中国的基础打得更扎实。在全国范围内，我们已有上千家的医院可以进行介入手术。从今年的 PCI 数量来看，我们已经基本和美国并列第一了。这是我们完成的一项重要任务。在学术研究方面，我们也取得了不小的进步，但是相对于国际的领先水平，还有巨大的差距，需要我们再接再厉。因此对于下一代，他们的历史使命就是——在我们今天的工作基础上不断完善和超越。其中重中之重的是科学研究。我们在技术、治疗理念方面都有了一定的积累，但是我们国家在药物和器械的研发方面，并没有取得突破性的成果。我国想要在 PCI 领域占有一席之地，下一个目标和任务就是创新，研发出新的药物和器械，尤其是在介入方面，真正拥有属于我们中国自己的理念和技术；这是我们这一代人的期望，也是托付给下一代的重任。

结语　在冠脉介入领域，我的贡献是微不足道的。在冠脉介入 30 年的大发展中，我只是作为这个队伍的一员，在众多前辈的带领下共同努力奋斗过。虽然冠脉介入并不是自己真正钻研的专业，但是 PCI 技术对于心血管疾病诊疗理念的转变影响了整个领域。我们作为中国冠脉介入医师承上启下的一代人，有责任在世界医学领域树立起中国介入的旗帜。■

根据马长生教授口述内容编辑整理

陈韵岱

中国人民解放军总医院　主任医师　教授　博士生导师

水滴与洪流，我与中国冠脉介入事业共成长

现任解放军总医院心内科主任，解放军老年心血管病研究所所长。兼任亚太心脏联盟委员女性心脏委员会主席；中华医学会心血管病分会副秘书长；全军心血管内科专业委员会副主任委员；北京医师协会心血管内科专科医师分会副会长；美国心脏病学会院士、欧洲心脏病学会院士。《Journal of Geriatric Cardiology》（SCI收录）主编；《中华老年多器官疾病杂志》《中国介入心脏病学杂志》《中国循证心血管医学杂志》副主编；《中华心血管病杂志》《中国循环杂志》《解放军医学杂志》《人民军医》等期刊编委。

引言

这30年来中国冠脉介入事业从蹒跚学步到茁壮成长，取得了很多成绩，也经历不少坎坷，就像一股奔腾向前的洪流。我能够从1995年起置身其中，随介入事业的发展历程共同成长，是一件非常幸运的事情！

中国介入的三十年——艰难起步，从弱到强

20世纪90年代初期，我国对冠心病的认知和治疗整体上还不足——直至1997年左右"急性冠状动脉综合征"的概念才引入到国内，为此我付出过"血的代价"。1992年一位七十多岁的患者以高血压病收治入院，入院后患者一直强调牙疼。当时我作为住院医师，只对患者牙疼的症状进

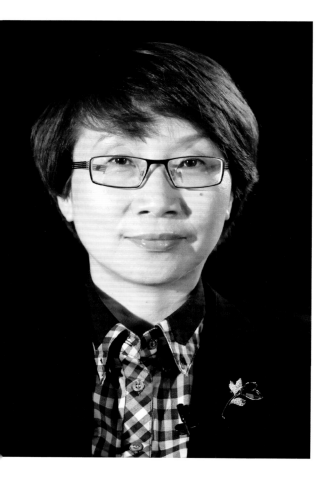

1995 年我参与到冠脉介入治疗中，赶上了中国介入事业的起步阶段。之后，我们不断摸索前行，过程艰难，但是硕果累累。这期间，大型的学术团体和交流会议开始活跃起来，对于介入技术推广与发展起到了巨大的带动作用。1996 年介入医生自己举办了一个论坛，叫"西山论坛"，这就是现在的全国介入心脏病学论坛的前身，以单纯的病例研讨这种实战形式来进行技术的传播。之后中国冠心病介入沙龙、中国介入心脏病学大会等学术会议，在培养中青年的心脏介入技术方面也起到了重要作用。所有的前辈们都非常无私地分享自己的经验和技术。我想这只有两个原因：一是对这项技术非常的认可和钟爱，二是希望通过这种传播让中国的老百姓能够尽快地获益。

中国的心脏介入技术发展突飞猛进，不断迸出火花。1992 年左右出现裸金属支架，可以减少冠脉介入治疗中某些急性并发症的发生。心脏介入医师可以不用再担心突发的血管再塌陷，即刻成功率大大提升。但是，裸金属支架仍然有 10%～30% 的再狭窄率。随着技术的成熟和进步，2001 年药物洗脱支架应运而生。2003 年中国基本上和美国同步开始使用药物洗脱支架，它解决了大部分再狭窄问题，3～6 个月再次住院率由 30% 降到 5% 以下。因此，药物洗脱支架不论是在临床价值上还是技术价值上，都具有革命性的意义。

冠心病介入治疗领域的创新仅仅有器械的变革是不够的，还需要有围术期用药的创新。最初，我们对于抗凝的理解，只有普通肝素或蝮蛇抗栓酶。1997 年左右，大家逐渐接受低分子肝素这个概念，一些大型临床研

行了记录，并报告上级医师，用上了硝酸甘油。但是，当天夜间患者反复诉其牙疼症状——实际上很可能是急性广泛缺血，当时没有抗凝及介入手段急诊，最终患者出现心源性休克去世。这个经历成为我日后从事冠心病防治工作的动力。

早在 1990 年左右，我们国家有一批从国外学成回来的医师，他们带回来一些示范器械，这是我们国家介入治疗的先驱者。他们对中国冠心病介入治疗技术的推动功不可没。

究证实，低分子肝素能够替代普通肝素，并得到更加广泛的应用。在将近20年的时间里，实践证实阿司匹林和氯吡格雷（波立维）等双联抗血小板药物在围术期的使用可以有效防止亚急性血栓、急性血栓和中晚期再狭窄的发生。可以说，双联抗血小板药物与围术期低分子肝素治疗同样具有革命性的意义，不亚于药物洗脱支架的价值。

相信随着时间推移，中国的介入医师能在世界心脏介入技术的舞台上崭露头角，创造更大的价值。

踏上介入之路的二十年——努力担当，累并快乐着

从事冠脉介入治疗是由于工作的需要，我们并没有太多的选择。当时设备简陋，图像清晰度差，脚踏造影机的时候都是"吱吱"作响，射线量也比较大，所以很多医师在受到放射后出现不良反应，人员奇缺，女医师更少。那时我刚生完孩子，没多想就顶上去了。选择冠脉介入还有个重要的原因，就是对冠心病技术的向往。在我还是学生的时候，心内科是以治疗风湿性心脏病和心力衰竭为主，但是工作以后发现冠心病患者数量在急剧增长，我希望可以为这些人做点什么。

作为女医师，通常需要比男医师付出更多的努力，克服更多的困难。首先是设备和环境，介入医师要穿戴铅衣，我本身很瘦，开始穿二三十斤的铅衣时走路都很困难，但是到后来我穿着铅衣可以到处跑。其次是克服胆怯，遇到问题不能慌乱，心脏介入手术瞬息万变，可能前一秒还觉得很放松，后一秒病情就出现变化，感觉从天上被扔到地上般无助。这就需要精湛的技术、强大的心理承受力和控制复杂局面的能力，才能处变不惊、从容应对。做到这些的确很艰难，却是一名介入医师成长所必须经历的，也是一种难得的人生体验。

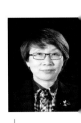

这20年，有几次手术令我印象深刻。1997年，我经过了长时间的培训，迎来了职业生涯中的第一例介入手术。他是66岁的一个老人，前降支开口病变。我做了非常详细的预案，包括心率的控制、器械和支架的选择和造影剂的用量……能想到的情况我都做了充分的准备。最后很顺利地完成了这例以我当时的资历不应该主刀的手术。从这个病例中，我明白了需要将手术中所有能预先做到的准备都做得完美。还有一次，我的患者在台上出现了后降支穿孔的并发症，想尽一切方法都不能完全封堵，不得已求助外科医师。后来发现，血管封堵后的渗血来自血肿，这是内科很难处理的。出现这么大的并发症，患者家属并没有责怪我们，并且直到现在还保持联系，这是因为他们当时听到了我和其他科室的谈话。我当时说，无论如何这个患者一定要救活，不能再有其他并发症，费用的问题我会想办法。他们非常信任我，最后一切问题圆满解决。我认为术中出现并发症并不可怕，医师应该站在患者及家属的角度，尽心尽责。医师和患者应当将心比心，沟通交流和相互信任。

如果说作为介入医师有什么遗憾，那就是对家人的亏欠。我是一个职业女性，而且选择了医师这个职业。我不能按时下班，不能安排晚饭，没有更多的节假日，不能带孩子去学钢琴，经常半夜接电话……很多事迫不得已，这是我们医师都

会经历的生活。我的女儿很懂事，也很会照顾自己。她曾对我说要想做个有用的人，是要付出、要努力的。我的先生是家里的管家，而我甚至连水卡都不会用。有家人的理解和支持，我很幸运。都说医师这个职业有多苦多累，但这是自己的选择，相信大多数人都会选择无怨无悔地去奉献，只要还在走这条路，那就要坚定地走下去。

未来中国介入的发展——质量胜于数量，数据管理是大方向

刚从首都医科大学附属北京安贞医院调到解放军总医院创建心脏中心时，我开始思考怎样能打造我们自己的特色。当时我们的方向是：要培训团队掌握别人还没有掌握的技术、做别人不能做的手术，但仅仅这样是不够的。现在，中国冠心病患者数量呈现井喷式增长，介入技术已经比较普及，介入手术的例数成倍增长。所以，在介入学科的发展中，我们应当花更大的精力去推进介入手术的规范化和精准化。所谓规范，就是区分该做的和不该做的。所谓精准，就是把每一步做得更精确，更细致。我们应该多做减法，不必追求例数，而是要把更合适的策略，用于更合适的患者，这是目前介入领域的当务之急。

介入领域的研究离不开数据，没有记录就没有发生、没有数据就没有分析。不仅如此，在这个大数据时代，数据之间的融合和互通是最重要的。我们国家的研究者们已经意识到数据的重要性，大家都纷纷去收集各自的数据，做各自的研究。但是由于数据分散，缺乏融合性和同质性，导致我们无法在国际上发出统一的、更加合理的声音。冠心病患者是一个庞大的群体，迫切需要建立统一的临床数据管理平台，有了这个平台，我们就能更规范地开展研究和培训，更深入地对学科进行挖掘，更好地去评价我们的工作，给予临床更规范的指导。西方国家在这个方面走在我们的前面。为此，大家必须合作起来去做更大型的研究，才能在国际上发出更强的声音，这应该是我们今后努力的方向。

江山代有人才出，后辈们是中国介入事业的未来。从事介入工作20年，我见证了很多优秀人才的成长和成熟，在此想对年轻的介入医师谈谈自己由衷的体会。首先，选择了这个专业，就要做好准备去承受这个专业所带来的各方面的风险，付出是巨大的，需要做好充分的准备。其次，面对一个可以药物治疗也可以手术治疗的患者，如何去选择最合适的方案？这就要求我们首先要做一名优秀的临床专科医师，在这个基础上再学习介入技术。只有这样，路才能越走越宽。

结语　　前三十年，我与中国介入事业共同成长，后三十年，希望可以尽我所能继续发光发热。中国介入应该向着更加规范化、精准化的方向发展。数量的增加促进学科的繁荣，质量的改善才能更好地保障老百姓的健康。■

根据陈韵岱教授口述内容编辑整理

高炜

北京大学第三医院　主任医师　教授　博士生导师

感谢恩师，让我有幸与中国介入治疗同步成长

——谨以此文献给我的介入启蒙老师朱国英教授

现任北京大学第三医院副院长、心内科兼大内科主任，北京大学第三医院血管医学研究所所长。兼任中国和平统一促进会理事，中国医师协会心血管内科医师分会常委，中华医学会心血管病学分会委员，《中华医学杂志》《中华心血管病杂志》《中华内科杂志》《北京大学学报（医学版）》等期刊编委。至今发表学术论文百余篇，主编专著2部，主译专著1部，参加编写专著或教材二十余部。

引言

我应该是在国内接触冠脉介入技术比较早的，从1989年底在北京大学第一医院跟着朱国英教授开始接触冠脉介入。但那个时候，介入手术的量很少，后来随着整个介入的发展，手术也就越来越多。因为当时没有支架，做完手术很怕发生并发症，比如说内膜撕裂、急性闭塞等等，通常都是患者回到病房后还要一次又一次去查看病情，直到确认真的没有问题，到晚上才敢走；而且只要电话一响，就会担心患者有没有出问题。我们中国的介入经过了30年的发展，现在手术数量已经明显增加，同时我们的诊疗质量和技术水平都有了非常大的飞跃。当然现在的介入医师所使用的器械产品跟那个年代也有天壤之别，这对于患者来说是一种福音。

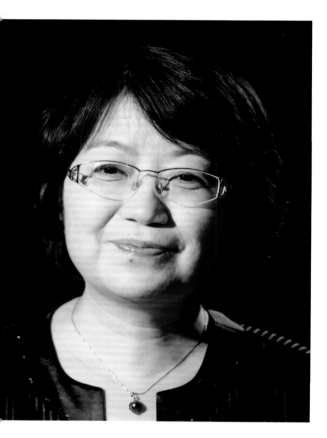

优秀人才与深入交流，促进介入积极发展

对心血管医师来讲，有机会参与到整个心血管介入治疗学的发展，是非常有意义的一件事。介入治疗能够取得今天的发展局面，我觉得与以下几个方面有关。一方面是从事冠脉介入治疗的医师，这些医师在心血管领域应该说都是出类拔萃的人才，他们对事业的追求非常执着。这是我们介入发展非常重要的一个基础，因为只有优秀的人才能把事情做好。另一方面国

际交流对我们的帮助也非常大。介入的发展其实就是一个交流的过程，刚开始我们去国外交流，后来有很多外国的医界"大腕"到我们国家来。如今在介入一线的这些医师，大部分都曾经到国外去学习过，经过非常规范的培训，把最好的技术带回国内。像这种国际合作和交流，能够学到非常多的新知识、新理念，对中国的介入发展也是巨大的推动力。我印象比较深的是1996年，我们国家开展了中国介入论坛，这个学术交流平台对我们国家的介入发展非常有帮助。第一次的介入论坛是在北京西山召开的，当时第一次领略到如何做病例交流，如何展示最先进的介入理念。后来在其他论坛中也学到了很多，比如怎样去规范介入治疗。

说到介入的发展，在早期并没有这么多现代化的武器，需要医师考虑的问题更多、顾虑很多。而现在的医师，随着技术和药物治疗的成熟以及经验的积累，可能觉得介入治疗很简单，所以有些医师可能对介入的认识会相对不足，觉得就是一种简单技术而已。我觉得与早期相比，现在的介入医师是有一定差距的，所以我们现在要特别强调加强临床基本功的培训。做一名介入医师，首先要成为一名优秀的心血管内科医师，不能只把它简单地看作是一个操作，我想这是真正值得我们关注的事情。

在做冠脉介入这件事情上，我觉得男医师和女医师没有本质的差别。女医师尽管说身材跟男医师没法比，但是实际上女医师的耐受性还是比较强的。另外女医师更加细腻，手术操作上更加仔细。

介入领域不断推陈出新

在介入领域工作，我们充满了对事业的追求和热情，同时我们能为患者解除痛苦，会非常有成就感。冠脉介入领域始终是有很多新东西出现，为我们治疗疾病不断提供新的手段和方法。

由于急诊介入治疗的发展，患者到医院后能够在第一时间开通冠脉，让尚未坏死的心肌能够得到恢复，从而使急性心肌梗死的死亡率逐渐降低。国际和国内的很多研究都证实了这一点。对于心绞痛的患者，也可以通过介入治疗迅速缓解患者症状，使生活质量得以提高。对于低危的患者死亡率可能不会降低，但是生活质量会显著提升。

冠脉介入最早期的时候，放置支架过程中要使用低分子右旋糖酐，而且做完支架以后，也还要再继续用低分子右旋糖酐，抗栓药物主要是阿司匹林，但是更多的时候会用普通肝素。然而即便这样，支架的血栓发生率还是非常高。药物的研究与发展强化了介入治疗的获益。抗血小板药物联合治疗比如阿司匹林和氯吡格雷（波立维）——在早期是噻氯匹定（抵克立得）——给介入以后避免支架的血栓形成和远期的疗效都带来了一个质的飞跃。同时要注意的是更强的抗血小板治疗可能会减少支架的血栓形成，但同时也带来出血的风险。所以药物治疗和介入治疗一样都是"双刃剑"，我们一定要严格掌握适应证。

对于再狭窄的问题，大家也曾经试图用各种各样的药物，但是都没有取得太好的效果，而真正改变支架再狭窄或者介入治疗以后再狭窄问题的是药物涂层支架的出现。这实际上也是药物治疗的发展，是药物和介入的一种结合。由于药物支架的应用，现在的介入治疗再狭窄率低于10%，对于介入技术的发展是非常有帮助的。

大概二十五年的时间，我亲身经历了整个冠脉介入发展最迅速的时光。在未来还会逐渐再有新技术问世，中国的冠心病患者或者说需要接受冠脉介入的人还有很多。目前我们能够开展冠脉介入的主要是一些"三甲"医院或者一些地区的二级医院。怎么样能够让技术更规范、更普及，能够让更多有适应证的患者接受到更先进的冠脉介入治疗，也是在未来我们要去做的。

介入发展，不忘恩师

冠脉介入的发展，不仅是一个技术的发展，实际上也伴随着一代介入人才的培养与成长。伴随着介入30年的发展，我们从小医师成长为真正的心血管医师。伴随着介入的发展，我们自己也同时成长起来，从而带动整个国内的介入技术发展，使更多的患者可以就近接受介入治疗，对降低整体的费用和减少家庭负担来说都是非常有利的，这是值得骄傲和赞赏的一件事。

在1989年的时候我跟着朱国英教授开始从事冠脉介入，这么多年一直是在她的指导下成长。我觉得跟朱教授在一起不仅仅是学会了做冠脉介入，更多的是她教我们怎样去做学问、做人、做好事情，怎样从患者的角度去考虑问题，这些真的是让我们受益终身。跟着她你会觉得永远有

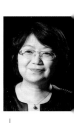

感谢恩师，让我有幸与中国介入治疗同步成长

——谨以此文献给我的介入启蒙老师朱国英教授

31

学不完的东西，永远让你想着要站到更高的层次。

所以中国冠脉介入发展到现如今每年四十余万例，这样一个数字不仅仅只代表一个年手术量的问题，实际上代表了我们国家冠脉介入事业的发展。在这30周年的纪念时刻，朱国英教授不能跟我们继续携手并进，我觉得对所有从事冠脉介入的医师、对患者来讲都是莫大的遗憾。但是我相信朱国英教授这么多年对我们的教诲，包括她对于学术的追求、对事业的执着，永远值得我们去铭记和怀念。

结语

　　冠脉介入发展这么多年是非常难得的，我个人能够发展到今天都是得益于朱国英教授的教诲。尽管朱国英教授现在不能与我们一起再去为患者诊治，也没有机会再一次来到冠脉介入的大会会场进行交流，但是她的精神、她对事业的追求、她对中国介入事业的贡献，会让我们永远铭记。■

根据高炜教授口述内容编辑整理

郭静萱

北京大学第三医院　主任医师　教授　博士生导师

浅谈中国介入治疗的过去、现在和未来

现为北京大学第三医院内科副主任，曾任中国心电生理心电图和起搏研究会委员，全国风湿病学会委员；现任卫生部（现称卫计委）药品评审专家，卫生部远程医疗会诊专家，中华医学会北京分会心血管病学分会委员，中国老年保健协会理事，《中国介入心脏病学杂志》副主编，《中华心血管病杂志》编委，北京大学医学部老年研究中心副主任，北京大学医学部激光医学及心血管研究所常委等；是美国纽约科学院会员，国际心脏研究会会员。发表了学术论文一百五十余篇。

引言

30年来我国冠心病诊断技术和治疗手段有了飞跃式的发展。我从事临床工作多年，亲眼见证了中国的冠心病介入治疗从无到有、从起步到繁荣的发展历程。谈起过去创业的峥嵘岁月，我至今记忆犹新。时光荏苒，看到今天的介入治疗越来越普及，越来越规范，我由衷地高兴。这里面饱含了无数人的汗水和青春，也代表了我们一代代介入人的成长。

忆往昔——峥嵘岁月

半个世纪以来，尤其是最近的30年，我们国家在冠心病治疗领域取得了长足的发展。我们是在20世纪50年代中期建立了冠心病重症监护室（CCU），并有了血流动力学的监测能力。血流动力学监测能够监测到心律失常，但是对于严重的缓慢

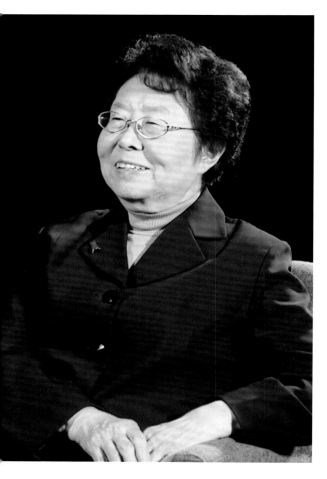

念非常粗浅，检查技术可以说是一个零，我们觉得肩负的任务很重。

20世纪80年代初，美国主要还是做冠状动脉造影，球囊扩张手术一年也就能做五六例。因为真正用导管进行冠脉的再通治疗，国外最早也是在1979年以后才开展的，所以当时美国也是刚刚起步。我在美国学习一年多，跟着他们做了三百多例冠状动脉造影，对于冠脉解剖结构，以及开展介入治疗的基础知识开始有了一些认识。当时我就渴望对于我们中国急性心肌梗死的患者，也能用这种先进的技术把冠脉及时打通，抢救坏死的心肌，挽救患者的生命。带着学习的成果回国后，我就想尽早地把这个技术开展起来。

我们的第一例冠状动脉造影检查是在1987年5月17日进行的，我记得非常清楚。那个时候按照中国人的理念，把管子放到心脏上去，患者是接受不了的，我第一次动员患者做这个手术也感到是非常困难的。最终，一例急性心肌梗死的47岁男同志还是在我们的说服下同意接受冠状动脉造影。

我从国外回来7年后，介入治疗才在国内陆续开展起来，而且我们开展这个工作面临着很多困难。当时导管器械本身不好用，也没有先进的血管造影机，不像现在的机器可以调整不同的角度，把冠状动脉暴露得特别清楚；那个时候如果角度不适合，我们只能用枕头、用治疗单把患者肢体垫起来才能完成手术。1988年我们开展第一例PTCA（经皮腔内冠状动脉成形术）的时候，虽然看到了冠状动脉的病变，由于调整角度很困难，只能用一个橡皮膏

性心律失常，药物治疗的反应并不明显，在处理上非常棘手。这些问题要是放在现在来看，是冠脉堵塞造成了心肌缺血、心肌梗死，只要把冠脉打通，问题就迎刃而解了，但那个时候真是没有条件做到这一点。

介入技术在我国真正开展起来比较晚，发展速度也比较慢。1981年国家派我们到美国去学习导管技术，学习其在冠心病特别是急性冠状动脉综合征当中的应用。当时中国还没有这个技术，我们的治疗理

贴到荧光屏上来定位。

20世纪90年代初，医院引进了飞利浦的大型血管造影机，我们的工作才算正式地展开。在阜外医院（中国医学科学院阜外心血管病医院）的牵头下，我们首先开展起来的是急性心肌梗死的介入治疗。此后，各个医院的介入工作很快地开展起来，患者和进修医师也陆续多了。我们和一些医院合作，在全国也开展了一些工作。但是，每天给患者做完PTCA，我们心理负担相当重，患者没有保障。比如血管夹层、急性闭塞等等风险，都没有什么办法。

1993年5月份，我们国家做了第一例支架手术。随后在阜外医院的帮助下我们也开展了冠脉支架手术，做完第一例PCI（经皮冠状动脉介入治疗）后，心里就比较有把握了，知道有一些并发症不可能发生，是因为我们都做了很好的准备处理。到后来，药物涂层支架的出现减少了血管再狭窄风险，这也给我们提供了非常好的手段。之后又有了国产的药物涂层支架、可降解的支架等等，很多种类的支架陆续出现。我们中国不论是介入技术还是器材都有很大的进步，这给冠心病患者带来一个新的福音。

看今朝——苦尽甘来

从1984年中国开展第一例介入治疗到今年已经30年了。现在无论从技术上还是器械上，我们与过去都不可同日而语了。介入技术从零起步，克服种种困难，努力成长，到现在终于苦尽甘来、遍地开花了。

PCI病例数从20世纪80年代的十余例，到2012年达到了283 000例。据近期统计，每年约有四十五万的患者能够接受介入治疗。仅从数量来看，在短时间内能有这么快的发展，真是非常让人兴奋。最重要的是自从开展介入治疗后，心肌梗死的死亡率有了非常显著的降低：从20世纪50年代的30%以上，到溶栓治疗开展后的15%，再到PCI手术开展后的4%～5%，甚至有的医院已经能降到1%左右，而国际上目前的平均水平是3%～4%左右。死亡率的降低与介入治疗的快速发展，尤其是急性阶段治疗的开展有非常明显的相关性。对于慢性稳定型心绞痛、心力衰竭、缺血性心肌病的患者，经过PCI的治疗，也都可以改善缺血状况。

另一方面围绕导管技术从造影、球囊扩张到各种各样的支架，器械越来越精致，其发展也是PCI成功率增高的重要保障。我们也开展了很多新技术的应用，比如将导管技术应用于瓣膜病、心肌病、心律失常的治疗。我们现在引进国际先进技术非常及时，这些工作能够顺利开展，应该感谢医学会，还有像CIT（China Interventional Therapeutics，中国介入心脏病学大会）等众多大型学术会议，给大家建立了一个很好的交流平台，让我们接触世界先进的理念、赶上世界的潮流，进步得更快。

冠脉介入要有健康的发展，质控工作是非常重要的。我们不仅要数量的提高，质量和安全性也要有保障。在卫计委的指导下，现在我们的质控工作做得非常好。每一个季度，质控小组都要对急性心肌梗死介入治疗的死亡率进行监测和评估，把每个死亡的病例拿出来讨论，分析找出存在的问题和死亡原因。对开展介入治疗的医院资质我们也有严格的评定规则，这进一步保证了治疗的效果和安全性。现在我们对基层和有些二级医院也在做这方面的工作，目的是让介入治疗更规范。

由于冠脉开通得越及时，心肌被挽救的概率就越大，患者的预后越好，所以，各个医院都在逐渐建立起胸痛中心和"绿色通道"，使冠心病患者很快就能够进入导管室。我们的很多中心已经得到了国际的认证。

展望未来——任重道远

虽然中国的介入技术已经发展得很快，但冠心病患者还在逐年增多，死亡人数还是居高不下，所以未来我们还有很长的路要走。有的人说，介入技术也就发展

到这了，还有什么可研究的？我觉得不是，我们还有需要提高的地方，特别是在规范化方面。三级甲等医院好一点，二级医院规范化工作还有待进一步开展。我们也有很多需要研究的问题，比如说血管内超声到底有多大的作用；有些操作上的疑难问题，比如分叉病变现在应该怎么做，全部堵塞的病变应该怎么做，左主干病变怎么去做；还有抗血小板、抗栓治疗的问题……世界上有些国家开展得就比较好，我们应该学习。我们中国大型的临床研究是比较少的，样本量通常比较小，也需要更广泛去开展。

我一辈子从事心血管病诊治工作，现在年纪大了，看到年轻医师已经成长起来，我非常高兴。年轻医师要努力提高自己的技术，更要综合地对患者进行处理，千万不要成为手术匠。要做这个工作，确实要从患者出发，不是仅动手放置一个支架就完事了，而是应该多动脑子来更全面地解决问题。

结语   这次参加 CIT 会议对我的鼓舞很大，也让我看到了希望。这个希望就是通过这些好的治疗手段，中国冠心病的死亡人数能够在短时间内出现一个拐点并逐渐下降。介入技术迅速发展给我们带来了这个希望。实际现在包括脑血管病和外周血管疾病在内，我们都已经开展了一些工作。相信我们很快就能够迎接这个拐点的到来。■

根据郭静萱教授口述内容编辑整理

王建安

浙江大学医学院附属第二医院　主任医师　教授　博士生导师

纵横驰骋，坚定人生
——我的中国冠脉介入治疗 30 周年感悟

浙江大学医学院附属第二医院院长、心脏中心主任，美国心脏病学院院士（FACC），现任中华医学会心血管病学分会常务委员，《中华心血管病杂志》副总编辑，《心电与循环》主编，《World Journal of Emergency Medicine》主编等，浙江省医学会心血管病学分会主任委员；发表论文两百余篇，SCI收录84篇。

引言

从 1984 年我国第一例冠脉介入手术开展到今年已经满 30 个年头了。这 30 年里，在国家的支持和众多介入心脏病学前辈的不懈努力下，我国冠脉介入事业取得了很大的成就，为保障冠心病患者的生命健康立下了丰功伟绩。浙江省作为全国冠脉介入起步最早、发展最快的省份之一，这 30 年来走出了特色鲜明的发展之路。

浙江省冠脉介入的特色发展之路——争当排头兵

浙江省冠脉介入的启动是在 1989 年，当时浙江大学附属第二医院和附属第一医院这两家医院相继开展了 PCI（经皮冠状动脉介入治疗）。在 1993—1994 年开始了支架的置入，在 2003—2004 年，我们逐步开始了包括旋磨术在内的复杂技术；在 2005—2006 年我们逐步引进了血流储备分数的概念，然后引进了血管壁超声，在 2010 年前后我们又引入了光学相干断层成像（OCT）技术，浙江省的冠脉介入就这

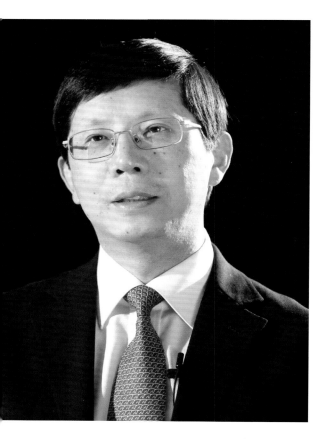

样逐步发展起来。

这条发展道路有个很重要的分水岭，就是支架的出现。在1993年支架出现之前，由于设备不好，再加上技术不成熟，患者的并发症多，冠脉介入治疗的数量很少，我们只是偶尔做一次。从支架出现以后，介入的量开始有了稳定增长，这是因为支架的应用避免了急性闭塞和夹层等很多并发症。整个冠脉PCI的手术量从2005年前后开始进入高速的增长阶段。目前，整个浙江省每年大概有1.5万例。

浙江省介入治疗的大发展，与我们钱江国际心血管会议，以及近期浙江省胸心血管外科学会的大力推动是分不开的。钱江国际心血管会议是以介入为中心的，覆盖整个心血管领域的一个国际学术平台，也是浙江省最大的心血管学术交流平台，在国内也已具有相当的影响力。在这个平台中，我们着力打造两方面：一方面是教育和培训，即面向全国的基层医师培训冠脉介入的基本技术、理念等；另一方面就是打造一个引进新技术的平台，不断地把国际国内最先进的技术，在钱江会上充分展示和推动。

浙江省的冠脉介入手术总量在全国排第六或第七名，这个总量与人口基数和冠心病的发病率都有关系。浙江省的冠脉介入发展有几个重要的特点，其中最大的特点就是对桡动脉入路的推动。我们省的介入手术有98%～99%是经桡动脉进入的，在这个领域，我们为全国做出了一定贡献。其次，在冠心病介入的规范化、标准化方面，我们做得比较好。特别是在最近的PCI优化方面，比如OCT的评价特别是影像手段做的功能评价方面，我们在全国也是领先的。我们不盲目地做，因为盲目地做可以增加"量"，但是不能提升"质"。所以在PCI优化方面，在推进品质方面，浙江省是做得比较有特色的。再有，在一些疑难疾病的治疗方面，这几年我们在葛均波院士的带领下进步非常快。在慢性完全闭塞病变（CTO）的处理上，特别是通过双侧桡动脉的逆行进入等，我们的手术成功率正在快速地提高；对于一些钙化病变特别是非常疑难的钙化病变，我们在冠脉旋磨方面也做出了一些特色，在国内乃至在国际上也有一定的影响。

介入治疗的未来之路——"术式由繁到简，操作由宽到窄，时间由长到短"

促进我国冠脉介入治疗发展的关键因素包括两点：第一个因素就是我们国家的经济发展。在这个大背景下，患者的医保覆盖范围更广，患者的就医能力增强，更多冠心病患者可以负担得起介入治疗的费用。第二个因素，也是在这个大背景下，很多医师从海外学习归来，带回最先进的技术和治疗理念。同时，很多国内医师敞开大门接受国际最先进的治疗理念。当然，我认为促进我国冠脉介入技术真正稳步发展的措施，还是最近几年卫计委以及我们介入界的一些领袖人物积极推动介入治疗的标准化和规范化，使我们国家的介入既有量的增长也有质的提高。

在未来，我们有几个方面还需要提高。首先是提高完成疑难手术的能力和进一步普及基本技术，例如CTO技术应当有更多的医院能够承担。其次就是器械的改进，如可吸收支架的研发，CTO的器械性能提高等等，这些都能促进PCI技术的完善和可操作性的提高。最重要的就是我们介入医师整体素质的提高，这种整体素质提高，是指要完成从"治病"到"治人"的转变。我们要立体地考虑一个人，而不是仅仅看到一个病变。这个病变是否该放支架，我们需要进行全身状态的评估，即评估该病变在患者全身的状态当中处于什么地位，我们是不是需要处理它。即使看

到有狭窄，也要考虑这个狭窄有没有导致缺血，如果没有导致缺血，可能不需要介入治疗。另外，我们要进一步减少病情稳定患者的介入量，而提升那些危重患者的介入量，要把危重患者尽量覆盖。而对于那些真正稳定的，不需要做介入治疗的患者，我们要严格控制，尽量不要去为他做介入治疗。

冠脉介入未来的发展方向，我认为有两个方面。首先，在术式方面会从复杂到简单，这是一个必然的规律。事物的发展必定要经过由繁到简的过程。其次，我们的操作领域由宽到窄，患者恢复的时间由长到短，我相信这都是我们未来的发展方向。

我的介入之路：在磨砺中成长

我现在的生活节奏很快，冠脉介入很大程度上改变了我的生活。在早期，介入治疗刚刚起步的时候，我每天半夜都要起来，只要有心肌梗死的患者我就起来，这对我自身也是一个挑战。在这个挑战的过程中，我更加深刻地体会到了医学人生，更加尊重患者，更加深刻地体验到抢救生命的感受，能更快速地解决问题，甚至我在做很多事情的时候都变得更加坚定。所以，PCI技术不仅仅改变了很多患者的生命轨迹，也成为促进我人生发展的动力。这么多年来，我都是边学习边进步，边改变自我边奉献自我，在这个过程当中不断地磨炼自己，使自己迅速成长成熟。

公众暂时对这个技术有些曲解，我是完全理解的。但是我觉得造成这个曲解很

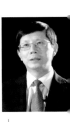

39

大程度是从自己的感情上出发的，甚至把它的优点都抹杀掉。实际这项技术对冠心病患者会带来非常大的益处。而且我认为我们中国介入心脏病学事业特别是冠脉介入，总体上是发展得非常健康的一项事业。

当然，在发展的过程中可能会存在一些波折和阴暗面；但相信通过我们进一步加强管理，正确进行引导，这些问题是可以解决的。绝对不能由于这些问题而磨灭这个技术为广大患者所立下的丰功伟绩。

结语

30年来，不论是全国还是浙江省，冠脉介入的发展速度都令人惊叹。感谢这份工作带给我的使命感和成就感。我半生纵横驰骋在介入的发展之路上，介入治疗也使我更果敢、坚定。我希望在未来的日子里，能继续为这个事业添砖加瓦，使它更快更好地成长。在以后很长的时间里，我们国家冠心病的发病率还会持续升高。我也希望我们国家早日迎来冠心病发病率的拐点。■

根据王建安教授口述内容编辑整理

黄德嘉

四川大学华西医院　主任医师　教授　博士生导师

技术推广进县市，惠及寻常百姓家

现任四川大学华西医院心内科教授，心内科学科主任，曾任华西医院副院长。兼任中华医学会心电生理与起搏分会候任主任委员，中华医学会四川分会心电生理与起搏专业委员会主任委员，中华医学会心血管病学分会常委，《中华心律失常学杂志》副主编。发表学术论文近百篇，出版和参编学术专著8部。

引言

我国PCI技术在过去十年间实现了跨越式的发展。十年之前，四川省每年PCI例数约为800例，而2013年的数据已经达到了8088例，增长了10倍。四川省PCI技术能够得到如此快速的普及和发展，与已故的朱国英教授以及其他专家的辛勤工作密不可分。当然，西部地区现在的技术水平和东部还存在一定差距，西部冠脉技术的发展仍需要更多的努力。要提升中西部地区PCI技术水平，首先应加强对基层医师的教育，其次需要进一步提高操作医师的技术水平，并对其进行全方位的临床实践训练。只有加强广大临床医师的长期培训和继续教育，中西部与东部地区诊疗水平差距才有可能逐步缩小。

冠脉介入的发展——技术、器械、药物，一个都不能少

20世纪80年代末到90年代初期，我们的条件很差，只能做简单的球囊扩张。球囊扩张最让人担心的问题就是急性血管闭塞，有4%左右的患者会出现急性闭塞，有的患者在导管室就闭塞了，有的回到病房或者心脏重症监护室（CCU）以后出现闭塞。所以我认为支架是很关键的技术，20世纪90年代中期我们开始使用裸支架，后来出现的药物洗脱支架又把治疗的水平

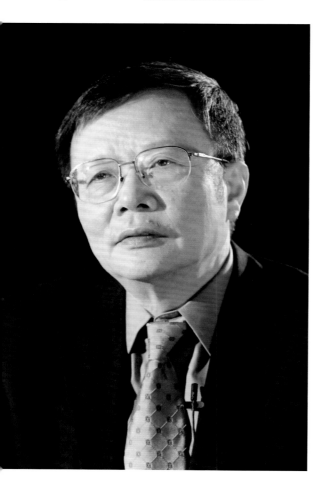

提高了一步。在这个过程中，药物治疗是非常重要的，比如说支架置入以后的双联抗血小板治疗，以及二级预防中的药物治疗，比如应用他汀类药物等等。后来出现的很多新的介入技术和器械，比如血管内超声、旋磨技术、钢丝、高压球囊以及一些药物支架等，对我们整个介入的发展都起到了非常重要的作用。

当然，药物治疗进展当中，最重要的就是抗血小板的药物治疗。抗血小板的药物治疗，我们国内没有走太多弯路。我们一开始就是用双联抗血小板治疗，即先用阿司匹林加噻氯匹定（抵克立得）。抵克立得最令我们担心的是其用药不良反应，如白细胞下降、血小板下降等。所以当时大家都比较谨慎，让患者每个月都要查一次血常规，有的患者因为白细胞严重下降而不得不停药。后来，有了氯吡格雷（波立维）加阿司匹林双联抗血小板治疗，大多数患者都能够耐受这两种药物，并且能够坚持长期服用。这为我们减少患者术后支架内血栓形成、减少其他并发症起到了一个很重要的保障作用。

技术帮扶进市县，推广不畏蜀道难

21世纪初，我们国家东部地区和西部地区冠脉介入的治疗水平和治疗量相差很大。2004年，我们四川省一年做冠脉介入的量大概就是七百多例。当时技术不够普及，我们的介入医师还不能很好地掌握适应证，有的导管室设备和条件也有待改善。

也就在那个时候，朱国英教授从北京来到武汉，她看到了南方地区冠脉介入开展的一些薄弱环节。所以当时她就倡议我们成立一个南方冠脉介入教育专家组，成员有我、黄岚教授、陈纪言教授、杜志民教授，还有云南的光雪峰教授、李浪教授等很多的南方专家。这个专家组后来又扩大到西北，以贾国良教授为首，王海昌教授、袁祖贻教授、贾绍斌教授、张钲教授等西北的一大批专家都陆续加入进来……正是这些专家对西部地区，特别是处于西南地区的四川省进行了不懈的冠脉介入技术推广和普及。

当时我记得朱国英教授跟我到了四川的很多地市级城市，比如绵阳、西昌、庐州等地进行手术演示。那个时候四川有的地方没有机场，我们就自己开车。我们教当地的医师从冠脉造影做起，有的时候是结合手术演示，有的时候是结合病例讨论，希望提高我们基层医师对冠脉介入治疗适应证的掌握水平，当然更重要的是提高冠脉介入的技术操作水平。

因为四川地区冠心病的发病率相对比北方的省份要低一些，所以从数量来说我们跟北方的一些教学医院是有差距的。2004年四川省做了七百多例，近十年过去了，到2013年我们的总数增长到八千多例。而包括地市级医院在内的冠脉介入医师的水平都有很大的提高，急诊的患者和一些比较复杂的患者，他们也能够很好地把握。对于急性冠脉综合征患者，当地的普通内科医师就能够挽救他们的生命，这个意义是非常重大的。因此，普及工作我们还需要继续下去。

由于经济的发展，四川省现在很多地市级医院都有很好的设备。加上地震以后国家给了很多援建拨款，有的县医院的设备也相对先进，比如都江堰市医院就有很好的平板X光机。但我们不得不面对一个现实——四川是一个人口大省，而且农村地区冠心病的发病率在逐渐增加。我们国家的统计数据显示，农村地区的冠心病发病率已经接近大城市。我们现在一年八千多例介入手术还满足不了患者的需求，特别是满足不了急性冠脉综合征患者的抢救

需要。所以我们以后的工作重点就是把技术向县（市）级有条件的医院进行普及和推广，希望他们能够用介入技术更多地抢救农村患者。同时我们要加强对冠心病预防的宣传，特别是加强对农民冠心病预防的宣传，比如加强对血压、血脂的监测，改变一些不良的生活方式，从而提高整个四川省冠心病的防治水平。

既往可待成追忆，新时代造就新风采

好的技术需要传承。年轻一代介入医师不但传承了老一辈的优良传统，又给予这个技术很多创新。我们老一辈的时代已经过去，年轻一代才是中国冠脉介入事业的顶梁柱。随着国家的发展，介入技术必将更加先进，更加普及；在年轻一辈医师们的应用之下，介入技术必定能更好地惠及民生——正是"既往可待成追忆，新时代造就新风采"。

当然，老一代和年轻一代的医师经常会有一个代沟出现。作为老一辈，看到很多年轻人的技术比我们还要好，我们应该高兴，更应该向他们学习。与我们相比，他们现在面临的挑战更多，新的技术、新的药物、新的器械……怎么去把握它们，怎么去用好它们，都是他们面临的问题。在这样一个形势下，年轻医师应该花更多的时间在患者的基本临床情况上，因为一个冠心病的患者可能合并多种疾病，除了心血管疾病（如高血压病）和糖尿病等常见的危险因素以外，可能还会合并呼吸系统疾病、免疫系统疾病、肿瘤等。怎样综

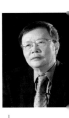

合判断并给患者做出正确的决策，这对我们年轻医师是个挑战，需要他们在临床实践中不断地积累，在正确的决策下利用好现在不断涌现的新技术和新药物。只有我们老中青三代人共同努力，才能把冠脉介入这个事业做大。

介入技术出现后，除了个人职业自豪感的增强，另一个巨大的变化就是更忙了。现在我年纪大了，上手术台少了；以前差不多每个周末都在做手术，有时候一直做到凌晨五六点。所以我希望我们的医师也控制好自己工作的强度，安排好自己的生活。工作太累了不利于自己的身体健康，更不利于把精力更有效地投入到为患者服务当中去。

近年来，关于支架滥用的报道层出不穷。不可否认，即使在美国这样的国家，也有极个别的医师违反医疗道德，给不该放置支架的患者置入支架，给不该放置多个支架的患者置入多个支架。这种医师应该受到道德谴责乃至法律的制裁。但这毕竟是个别现象，我们绝大多数医师是按照临床指南，按照规范在做，绝大多数患者是从中获益的。我们广大的媒体应当更多地报道积极的一面——介入治疗挽救了无数患者的生命，改善了无数患者的生活质量；介入治疗为患者带来的获益是毋庸置疑的。

结语

这30年来，我们要感谢很多人，感谢我们的老师，感谢我们的同事，感谢很多合作伙伴、公司提供好的药物和器械，感谢我们的医院还有政府对这项技术的支持。此外，我们不要忘记感谢我们的患者，没有患者的支持，就没有这项技术的今天。我们医师在与患者沟通的时候，尤其是对于急症患者，要用最简单的、易于患者理解的语言进行沟通；同时让患者了解可能发生的并发症，并且要把握一个度，不要把一些并发症或个别的现象普及化或夸大，以免引起患者的不理解或者产生种种不必要的非议。■

根据黄德嘉教授口述内容编辑整理

傅向华

河北医科大学第二医院　主任医师　教授　博士生导师

技术与人文并重，开创中国介入微创化新局面

现任河北医科大学心脏介入中心主任；河北医科大学第二医院心血管内科首席专家，卫计委国家心血管病中心专家委员，中华医学会心血管病学分会常委兼冠脉介入学组组长，中华医学会心血管病学分会全国首批专家会员（FCSC），河北省医学会心血管病学分会主任委员和河北省医师协会心血管内科医师分会主任委员，美国心脏病学院院士（FACC）、欧洲心脏病学会院士（FESC），美国哥伦比亚大学 Presbyterian 医学中心（TCT 主办医院）客座教授。《中华心血管病杂志》编委，《中国介入心脏病学杂志》编委，发表专业学术论文一百五十余篇，其中 SCI 论著五十余篇。

引言

河北医科大学有着较长的医学传承和积淀。追溯其历史，最早是由清政府创办的北洋医学堂，后来作为直隶医学堂，又几经变更成为河北医学院，最后更名为河北医科大学。河北医科大学第二医院名师辈出，其中都本杰教授是全国著名的心血管病专家，老院长刘振华在 20 世纪 50 年代后期就开展了心脏外科手术。自 20 世纪 60 年代起导管技术开始应用，到 70 年代引进 U 形臂机，后来开始植入起搏器，开展 PTCA（经皮腔内冠状动脉成形术）工作，尝试冠脉造影。我们始终以挽救患者的生命为首要目标，医治每一名患者都是一次挑战，面对每一台手术都如履薄冰，因为冠脉无小病。

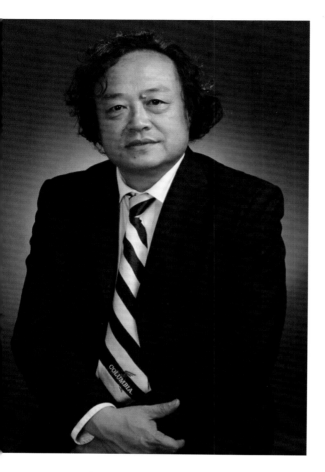

介入医师的成长感悟：形成超越技术的综合素养

从事介入工作对医师个人要求较高，需要同时有扎实深厚的基本功、良好的心理素质以及沉着果敢的精神。我们最早在河北省建立了急性心肌梗死的"绿色通道"，要求所有参与救治的同事都要15分钟内到位，必须1小时内开通血管，所以实际上经常是我们在急诊室等患者。那个时候的工作确实收到了很好的成效，起码在院内从首次医疗接触到开通血管的时间很快，有时甚至是40分钟以内完成。

我在教育学生时，一直都在反复强调一个基本理念——对于所有患者，都要做到一视同仁，有医无类。只有轻重缓急，没有高低贵贱。尤其对于心肌梗死患者，时间就是心肌，心肌就是生命。这个意义上我觉得我们做到了以"治病救人、生命第一"为准则，来平衡我们自己的价值体系。作为医师，面对穷人或富人，对领导还是对百姓都是一样，我们都会同样地对待。对于自己，我能做到，并给后辈做表率。我觉得这是我人生当中最有价值的体会和感悟，也是我医生良知的平衡点，这种理念我始终恪守并将其贯穿到研究生品质和道德的培养教育中。尤其是在如今的医疗环境下，一定要注意基本的医疗公平，因为这是医师的基本职业操守。我们作为心血管医师，尤其是心脏介入医师，每天把握着患者的命运，更体现医师的真正内涵和价值，这也是介入医师的伟大之处。

引领 PCI 微创化时代：深入推广开展经桡动脉入路和创建经尺动脉入路

我们开始做 PCI（经皮冠状动脉介入治疗）的时候都是股动脉入路，然而对于一些复杂病变患者如老年人、肥胖或重症的患者，或者当患者情绪不稳定，或是有某种血流动力学状态不稳定的时候，后续的处理则更复杂。因为冠心病本身就是血管阻塞，需要抗栓抗凝治疗，股动脉创伤会带来出血并发症，导致局部血肿甚至严重的腹膜后血肿，以及引起患者整体性的变化，包括交感神经张力增高、压迫过程中迷走反射、后继严重出血并发症、肺栓塞等致命性并发症。而从桡动脉入路就可能避免这些情况，不仅如此，采用前臂入路还可以减轻患者的痛苦、改善患者的预后，并在相当程度上减轻了我们的术后工作负担。我们医院是开展经桡动脉入路最早的医院之一，开始也经历了很多困难，到后来才熟能生巧。在这个过程中，需要我们的耐心和细心，但是更重要的是爱心。尽管一开始我们确实有困难，成功率并不是那么高，但正是由于有了这种耐心、细心和爱心，我们的成功率越来越高，到后来我们基本上都可以通过桡动脉入路，甚至现在已很少应用股动脉入路。

桡动脉和尺动脉微创入路的优势非常显著：局部并发症少，全身治疗效果好，相对很舒适，患者还可以自理，与股动脉入路术后完全不是一种心情；更重要的就是采用这个入路可以继续维持抗凝治疗。而股动脉入路需要停止抗凝，带来后续抗凝力度降低，抗栓力度也降低的问题，也就是说冠心病患者在接受介入治疗时实际处于高凝高血栓风险的状态；而抗栓抗凝治疗是冠心病的基础和核心治疗，抗凝抗栓的力度和恰当性基本决定了患者的基本治疗效果。经桡动脉入路不但出血少、总体并发症少，而且使得PCI整体效果优化；不仅是入路微创优势，还体现了入径-血管-心脏以及生理-病理-心理的整体优势。于是，桡动脉和尺动脉微创入路的优势自然就显现出来，并将会引领今后的全球趋势。这一点中国医师处于前沿水平，我们自己也感到很自豪。我们的中国技术体现了中国风格，更体现着我们中国冠脉介入医师勇于创新的精神。

经前臂的桡动脉和尺动脉的这种微创化介入治疗，更有益于患者，但是受到的辐射相对会多一些，对医师健康是不利的。我们中国的广大冠脉介入医师很有牺牲精神，是勇敢的，是值得称赞的。而且，我们现在的微创化的经桡动脉和尺动脉的介入技术已经走在世界前列，并且带动了整个全球微创化介入工作的深入研究和发展，既有益于中国的心血管病患者，同时也有益于世界的心血管病患者。霍勇教授提供的最新报告数据显示，我国经桡动脉入路介入冠心病患者占到6.1%。可以说中国的心脏病患者接受介入治疗相对痛苦更少、更舒适、更安全也相对更有效，相对并发症也少。这不是单纯从大腿转移到胳膊的技术问题，而是PCI介入治疗理念的重大进步；现在循证医学越来越多的证据积累，进一步证实和明确了微创化桡动脉入路的整体优势。

用好PCI技术"双刃剑"，发挥更大的医学和社会价值

PCI本身对患者是有创的，对医师实际上也是有伤害的。医师是在X射线下工作，而且X射线的长期累积，必然会对医师的健康产生不利的影响。但是我们选择了这个职业，特别是当前我们所处的时代是介入心脏病学快速发展的阶段，而且我们看到这种技术确实能够给患者带来很大

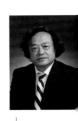

利益——可以挽救和延长生命，可以使其恢复健康或者正常工作、提高生活质量，可以改善人群的预期寿命……因此，我们的付出是值得的，这也是介入技术的医学价值和社会价值。

在技术应用的过程中，需要明确最关键理念——任何一种医疗技术本身都是"双刃剑"，技术应用的指征需要严格控制。有的时候过度医疗往往给患者带来很多不利影响，甚至是长久的不良后果。我们国家不但要发展技术，同时也要管理好技术，使技术发展呈良性、可持续状态，发挥更大的医学价值和社会价值。

介入工作的发展是全方位的，我们不能仅盯住数量，更要关注质量，关注深层次的技术创新与长久的发展，不断地创新并推动技术进步和深层次的发展。今后需要从技术、产品等多方面不断进行深入的临床研究，同时深化中国制造的介入产品研究，并且通过中国和世界上高质量研究的认证，使整个介入事业不断地走向更广阔的天地、更辉煌的未来。

结语

现代疾病治疗的"微创化"理念是要以最小的创伤为代价，得到最大的治疗获益。近年来，我国冠心病介入治疗的进步与发展也围绕着这个理念，使经前臂（桡/尺）动脉微创化冠脉介入治疗不断深入普及并提高到一个新的治疗水平。经前臂（桡/尺）动脉冠脉介入治疗是微创化冠脉介入治疗发展的里程碑，是微创化冠脉介入治疗发展的时代要求，也是微创化冠脉介入治疗发展以人为本思想的重要体现。相信通过广大心脏介入医师的不断实践，经前臂（桡/尺）动脉冠脉介入治疗之路将越走越宽广。■

根据傅向华教授口述内容编辑整理

王伟民

北京大学人民医院　主任医师　教授　硕士生导师

中国心脏介入三十而立

现任北京大学人民医院心脏中心副主任、心导管室主任，中华医学会心血管病学分会冠脉介入心脏病学组成员，中华医学会心血管病学分会中国胸痛中心认证工作委员会副主任委员，亚太地区介入心脏病学学会委员，卫计委心血管疾病医疗质量控制中心冠脉介入专家组成员，美国心血管造影与介入协会（FSCAI）委员，主编《介入性心脏病学》《现代冠心病学》等专著，有多篇论文在国家一级刊物发表。任 JACC《Cardiovascular Interventions（中文版）》副主编，《中国介入心脏病学杂志》副主编，《中华老年多器官疾病杂志》编委，《中华保健医学杂志》常务委员等。

引言

从 1984 年中国首例心脏介入手术开展，到今年刚好 30 年。在这 30 年中，我有幸参与了 25 年，亲眼见证了中国心脏介入治疗从"蹒跚学步"到"三十而立"的成长历程，并和前辈们携手并肩，为介入治疗的成长尽自己的一份力。如今，中国介入治疗已经能与国际接轨，名副其实地"立"了起来。我很自豪，我热爱这个光荣的事业！

三十而立——中国心脏介入治疗走向独立成熟

中国心脏介入治疗的发展其实就像一个孩子，从蹒跚学步到快速地长高、长大，再慢慢成熟。它的发展可以分三个阶段，早期的创业阶段由于当时中国的条件艰苦、设备落后，介入治疗开展异常艰难，无论是医师还是患者都很少；在飞速发展第二阶段，介入治疗技术日趋成熟，患者和医师的数量快速增长；现在属于规范、稳步发展的第三阶段。

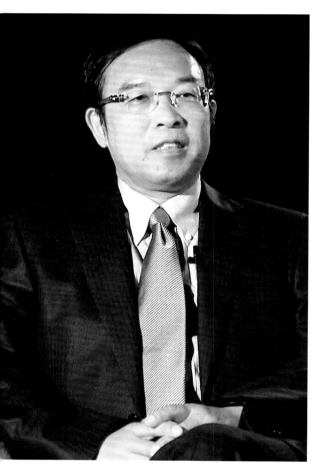

出现并发症可能会给患者带来一些灾难性的后果，尽管如此，患者还是十分信任医师。一旦出了问题大家会尽全力去抢救，那时候基本上晚上不回家，亲自守着患者，每隔两小时量一次血压，问问有什么不舒服。我是1989年做的第一例PTCA（经皮腔内冠状动脉成形术），1991年做的第一例支架介入手术。期间将近3年，我们的团队轮流值班，看着患者，就这样没日没夜地熬过来。冠脉介入治疗是一个高风险的技术，我们总是形容自己在走钢丝，的确非常艰难。

后来支架的出现，极大地推动了心脏介入技术的发展。第一，支架封闭夹层，减少并发症；第二，减少再狭窄的发生率；第三，急性心梗的患者能够及时地得到治疗。心脏支架技术极大地改善了患者的预后，是心脏介入历史上的一次革命。

当然介入治疗只是一种治疗手段，任何的治疗（不管是做介入治疗还是冠脉搭桥），药物治疗是基本的，实际上药物的发展对我们介入治疗的帮助是非常大的。比如在没有氯吡格雷（波立维），或者噻氯匹定（抵克立得）的时代，我们是单联抗血小板药物，加上抗凝的药物，这就使我们治疗的患者住院期间的医疗费用和出血风险都增加了很多，这也是介入治疗会受到很大限制的一个原因。而后，新型药物的使用，例如他汀类药物、新型的抗血小板药物和抗凝药物，显著改善了我们PCI（经皮冠状动脉介入治疗）的即刻和远期效果。由此可见，只有药物和介入技术共同发展，才有这项技术的成熟；如果单纯从技术上来讲，没有药物支撑基础，介入不可能发

在介入治疗发展最早期，支架还没有出现，心脏介入治疗仅是单纯的球囊扩张。球囊是重复使用的，也不是国际上最好的，X线设备也不是最好的。大家对这项技术也都怀着一些怀疑或者是观望的态度。开展这项技术的人数也很少，当时全国只有二十个左右的医师可以开展介入治疗，而且只能收治病情不严重的患者，急性心梗（心肌梗死）还是治疗的禁忌证。由于不放支架，当时的外科技术又跟不上，一旦

展到像今天这样的规模。

中国介入走向成熟的一段非常重要的历程，就在最近的10年。这时候中国的介入技术已经与国际基本接轨，我们开展了自己的临床研究，其结果也被国际的同行接受和认可。此外，国产支架开始进入市场，我们有了自己的器械，可以跟国外的器械相媲美。这使得中国的很多患者能够承担得起相对昂贵的手术费用。最重要的是，2006年卫生部和中华医学会推出了心脏介入治疗规范化培训和考核制度。正是有了规范的操作流程和质量控制，才使得这项技术走向正轨、健康地向前发展。介入治疗的规范化是现在的主流，也是今后的发展趋势。只有做到规范化，才能把这项技术更好地开展起来。

介入治疗成长不易——质疑常有，我心依旧

冠脉介入治疗显著提高了患者的生存率，改善了患者近期与远期的生活质量。对于急性心梗患者，以往的任何急救措施，包括溶栓治疗和搭桥手术，都不如PCI直接和有效。这个技术的大范围应用，对于冠心病患者，特别是急性冠脉综合征患者来说无疑是个福音。

舆论对于介入技术有一些不切实际的报道，确实存在很大的误解和扭曲，我对此常报以一笑。中国在心脏介入方面的质量控制体系在世界上都是超前的。无论美国还是欧洲，没有一个国家由政府出面进行数量庞大的注册登记，并由政府组织专家进行质量控制，建立专门的培训基地和考试制度。

我国的冠心病患者逐年增加，我们的介入手术例数虽然表面看上去很多（目前已达到40余万例），但实际上治疗比例很低，还有很多患者没有条件或是没有机会接受治疗。中国卫生部统计资料显示，我国急诊心梗患者介入治疗率不足5%，这是非常低的比例。也就是说，心脏介入治疗在我国更大的问题其实是应用不足。让人欣慰的是，对于舆论的炒作，大多数患者并没有理会，还是选择信任医师。让患者能够受益，是医师的职责。反过来，我们得到了患者的信任，也不会太在意其他。我们没有办法去控制舆论，只能清者自清，任患者评说——只要身正，不怕影斜。

中国心脏介入治疗的飞速发展，离不开心脏病学前辈们的艰苦开拓。中国PCI发展中几位老专家，像朱国英教授、高润霖教授、贾国良教授等前辈为推动中国介入事业做了很多的工作。我习惯称呼朱国英教授为老师，在我心里，"老师"是对所尊敬的人的最高称谓。朱老师的学生很多，我们从朱老师那里学到的不仅是技术，更是做人的道理。老师会用行动告诉我们应该怎样对待患者，怎样做一个合格的介入医师。我也喜欢自己带过的几百个医师叫我老师，这表明他们从我这儿受益了。想到他们大多数会成为当地介入学科的带头人，带动更多的医师去实施这项技术，我就很快乐。

对于即将要开展介入治疗的年轻医师来讲，我认为必须做到"不要为介入而介入"。首先要想到自己是一个心脏医师，知

识面要覆盖整个疾病，而不是单纯的血管。其次，年轻医师们应该更加刻苦，当初前辈们吃的苦他们是想象不到的，也没有人希望他们再去经历这种艰苦。但是，任何一项成就都是来之不易的。此外，我们在开展临床研究时，必须跟国际接轨，做好随访工作。我们常常做完了手术不做长期随访，这就是我们的研究与国外研究有差距的原因。

"三十而立"，是指一个人真正的独立和成熟。中国的介入治疗就像我们的孩子，其间他的每一个进步都会令我们倍感欣慰。三十年来，在无数前辈和同道们的共同努力之下，这个孩子从开始的战战兢兢到在国际上占有一席之地，已经真正地"立"起来了，并且还在健康地发展。当然我们还有很多不足之处，我还会继续为这项技术倾心奉献。

结语

我从 25 年前走进心脏介入事业到现在，对它的热爱始终未变。我们始终在努力地工作，并且只要身体允许，还会一直这样工作下去。我会尽我所学去培养年轻的医师，使他们青出于蓝而胜于蓝。我的老师曾身体力行地教会我们如何去对待患者，我也会将这种精神继续传递给我的学生，以期能代代延续，即永远把患者的利益放在最重要的位置，从事这项工作我无怨无悔。■

根据王伟民教授口述内容编辑整理

周玉杰

首都医科大学附属北京安贞医院　主任医师　教授　博士生导师

星星之火，可以燎原
——介入治疗 30 周年感悟

现任首都医科大学附属北京安贞医院副院长兼任美国心脏病学院院士（FACC），中国老年学学会心脑血管病专业委员会副主任委员，中国老年保健协会心血管专业委员会副主任委员兼秘书长，中华医学会心血管病学分会委员，中国医师协会心血管内科医师分会常委及副总干事，中国医师协会心血管内科医师分会基层工作委员会主任委员，国家自然科学基金评选委员会委员；《心肺血管病杂志》社长兼副主编，《中华医学杂志（英文版）》《中华心血管病杂志》《中国介入心脏病学杂志》《中国老年心脏病学杂志》等多家医学期刊编委。在国内外著名医学杂志发表论文三百余篇，主编医学专著二十余部。

引言

1977 年 PTCA（经皮腔内冠状动脉成形术）在瑞士揭开了起点，于 1984 年引入中国，给中国冠心病患者带来了新的希望。监护时代心脏重症监护室（CCU）降低了冠心病的死亡率，之后溶栓治疗进一步降低了死亡率。对于年龄比较大或者情况紧急的患者，溶栓治疗有非常大的局限性，PTCA 技术弥补了溶栓治疗的不足；同时随着技术不断发展和完善，逐渐得到普及和推广，在 20 世纪 90 年代后迅速发展起来。

介入治疗的三个里程碑

PTCA 治疗技术能够降低死亡率，这是一个里程碑式的进展。但是动脉粥样硬

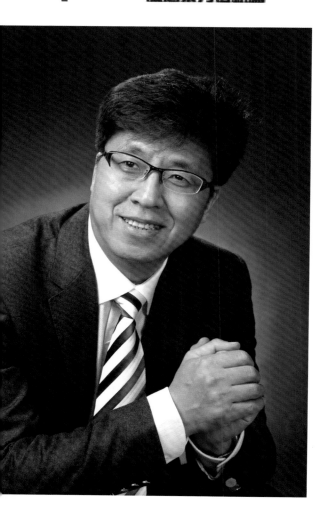

候没有强效的抗血小板药物和调整全身凝血状态的药物。

第二个里程碑就是有了支架，支架置入能够帮很多的患者渡过难关。不过支架作为异物支撑在血管壁会导致血小板的聚集，造成新的血栓形成，这是一个致命的问题，救患者的同时造成第二次风险。而上述两个里程碑式的进展是介入治疗技术和器材上的革命。

第三个里程碑就是 PCI 围术期的药物治疗，包括抗血小板、抗凝、调脂及其他心血管保护药物的治疗，其中最重要的为抗凝、抗血小板治疗。PTCA 和支架技术虽然暂时挽救了患者的生命，但是后续会导致血栓形成和血管堵塞等致命性的并发症，其发生尤其与凝血系统相关，PCI 围术期的抗栓治疗可有效防止 PCI 术中发生导管、冠脉及支架血栓；避免患者 PCI 术后发生急性、亚急性以及晚期支架血栓，从而防止心血管不良事件的发生。随着抗血小板药的发展和 PCI相关的药物治疗，患者的近期和远期预后不断得到改善。回顾过去，能总结成一句话，即 PCI 技术和 PCI 相关的药物治疗达到了"落霞与孤鹜齐飞，秋水共长天一色"的有机结合，能作为整体对降低患者死亡率起到极大的作用。

从器材的革命到药物的革命，并发症的发生率急剧下降，介入治疗成功率不断上升，介入治疗的安全性和有效性达到一个最佳水平和新的平衡，所以我觉得这三方面对于我们和患者来说都是重大的、革命性的变化。

化斑块本来就不稳定，经过球囊扩张，使它变得更不稳定，原来的"活火山"也变得更加活跃。早期的 PTCA 既挽救了患者的生命，又埋下了一个新的"定时炸弹"，随后常出现新的"火山爆发"，造成新的血栓堵塞。手术医师白天做完手术后，晚上都在担心患者的生命危险，因为那个时

中国介入治疗发展要数量与质量兼顾

中国冠脉介入治疗发展速度比较快，现在每年45万例的手术量已经在全世界排名第二，最根本的发展原因还是患者的需求。美国只有两亿多人口，一年要做一百万例的PCI，我国发病率可能没有美国那么高，但就十三亿人口的总数来说，中国需要进行PCI治疗的患者比美国要多。所以依据我们的容量、人口的结构和冠心病发病的比例，我们的手术量还是远远不够。

现在安贞医院心脏介入手术量随着各位安贞人的努力，已经都走到了国家的前列，但是量变能不能带来质变，是安贞人正在深入思考的问题。有很多的地区还不能开展PCI手术，特别是急诊手术，梯队建设不完善。由于PCI本身要求技术和人才条件较高，现阶段PCI治疗还不能覆盖全国，尤其经济发展不太好的地区，所以距离我们的目标——让所有的冠心病患者都能在第一时间接受PCI治疗，还有一段较大的距离，也是我们有待于发展的空间，我预测未来中国可能每年能治疗300～500万例PCI患者，应该会达到美国的3～6倍。面对严峻的未来，需要各方努力。

中国的介入医师现在经过国家卫计委的规范化培训，从业人员数量每年都在迅速增加，但是还远远不够，介入的规范化培训准入制度是我们发展的首要因素。现在随着技术的发展，整体的治疗安全性在不断改善，不断增强患者和医师的信心。我想未来随着技术和药物的不断发展和推进，各个医院会迅速把PCI技术作为心血管领域的制高点。

从师徒传承到规范化培训奠定人才基础

在我国早期，朱国英教授、高润霖院士等对中国介入治疗的技术发展确实发挥了非常重要的贡献。他们在中国率先进行PCI治疗，在学术和技术上对中国介入医师的影响是非常大的。而现在活跃在第一线的专家，他们对中国的介入治疗的进一步发展同样起到了巨大的推动和普及作用。

我国早期介入人才的培养模式是师傅带徒弟式的，一个人带很多徒弟，徒弟再带徒弟，这样去传帮带。现在随着技术的不断成熟和流程化，机制又开始转变，开始批量进行规范化培训，高级模拟培训，然后再实地培训。现代规范化的培训使新一代的年轻人迅速成长。中国PCI的成功归根结底在于老专家的奉献，把自己的技术传递给一代又一代人，像火炬一样往下传，星星之火可以燎原，这种几何级数的发展，是中国未来的希望。

对于年轻医师，我想分享一些自己的亲身体验：做介入医师确实是如履薄冰、如临深渊的感觉；年轻的时候做手术，都能听到自己的心跳声，感到我的心脏仿佛与患者的心脏连同在一起跳动。随着年龄的增大，做手术的量增多，熟

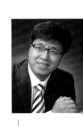

星星之火，可以燎原

——介入治疗30周年感悟

悉到闭目深思一会儿，便能把手术做好，并发症也能下降到最低的程度。到这个比较成熟的阶段，自己的心跳听不到了，但不变的是，我作为一个介入医师，自己的命运与患者的生命是紧密相连的，救治患者是我们不变的宗旨。

结语　　我认为认真对待每一个患者、每一个生命是最重要的事情。在我介入治疗整个生涯中，最重要的就是，我是一个普通的介入医师，我认真做好每一台手术，每一台我都是从头做起，都是一个崭新的手术，挽救了一个新的生命，这样才能对得起我自己，对得起患者，对得起我们整个介入治疗事业。■

根据周玉杰教授口述内容编辑整理

张抒扬

北京协和医院　主任医师　教授　博士生导师

大医精诚，方不负信任和重托

——介入技术 30 年的发展与介入医师的使命

现任北京协和医院副院长兼任临床药理研究中心主任。曾任北京协和医院心内科副主任、心导管室主任。现任中华医学会内科学分会副主任委员、临床药学分会副主任委员、心血管病学分会委员；中国高血压病联盟理事、中国女医师协会心脏与血管疾病委员分会副主任委员、中国老年心脑血管专病委员会常务委员;《中国介入心脏病学杂志》副主编,《中华心血管病杂志》《中华内科杂志》《中华医学杂志（英文版）》等期刊编委。在国内外医学核心期刊发表论文一百三十余篇。

引言

　　30 年来中国介入治疗的发展取得了振奋人心的成就：从小到大，从不成熟到成熟，从少数的专家能够操作，到今天众多的医师都了解和掌握，从惠及少数的人到广大百姓都能直接获益。时代的发展，更多人对健康的需求造就了介入治疗发展的突飞猛进。与此同时，我们应当谨记医师的责任和使命，才能不辜负国家和百姓的信任和重托。

介入治疗发展的里程碑——心肌梗死 "绿色通道" 和药物洗脱支架

　　30 年前，急性心肌梗死（心梗）的患者入院后除了一般性的药物治疗，能否生存仅靠运气。如果心梗面积太大，采用静脉溶栓是可行的，但它同时带来出血并发症，并且容易使刚畅通的血管再次梗死。所以，在介入治疗发展起来之前，由于得不到恢复血供的有效治疗，急性心梗院内死亡率高达 10% ～ 20%。随着介入技术的

57

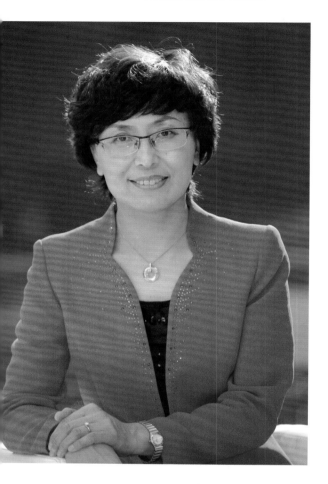

挽救了濒死的心肌，使心脏功能得到最大程度的保护。并且在支架置入之后，梗死的血管能够持久地开通。心肌梗死患者不但生命得到挽救，而且能够长期生存下来，生活质量得到了保障。所以，急诊心肌梗死"绿色通道"的建立是一个里程碑的事件。

还有一个值得纪念并且改变介入治疗历史的事件，就是药物洗脱支架的应用。最开始的时候，我们采用的是裸金属支架，再狭窄率很高。这使得很多人在半年或者一年之后，不得不接受第二次心脏介入治疗。如果还是使用裸金属支架，在进行介入治疗之后，再狭窄率会进一步增加。这样下去可想而知，血管最终将无法通畅，患者也将承受巨大的痛苦和经济压力。药物洗脱支架的出现，解决了裸金属支架置入之后再狭窄的问题，使得再狭窄的发生率显著下降，这无疑是介入领域的巨大进步。必须要提及的还有新型抗血小板药物的使用。无论是裸金属支架还是药物洗脱支架，置入之后都是异物。血管损伤再加上异物的置入，有一些患者会发生血栓。新型抗血小板药物的出现和广泛使用较好地减少了支架本身带来的问题。围术期药物治疗是不可缺少的，只有这样才能使得心脏介入治疗达到预期的结果。

从艰难起步到遍地开花——介入技术的成熟离不开每个人的努力

我最欣慰的事，就是亲眼看到介入技术经过我们的老师和前辈们的开拓，以及我们这一辈介入医师的努力，使中青年医

发展，血管重建成为可能。这使我国的急性心梗的死亡率降到了 6% 以下，已经达到了国际先进的水平。

急诊心肌梗死"绿色通道"的建立挽救了很多人的生命，这是我国介入治疗发展中意义非常重大的改变，是值得纪念的大事。"绿色通道"建立以后，对于急性心肌梗死的患者，急诊直接开展心脏介入治疗，在最短的时间内，尽早把梗死的血管开通，使得血流通畅，心肌得到再灌注，

师甚至我们的学生们都能很好地掌握，使介入技术真正惠及百姓。介入治疗从艰难起步到遍地开花，其中的苦辣酸甜，只有共同经历过才能领会。

在协和医院，介入诊断和治疗的开展是从20世纪90年代开始的。刚开始的时候是以放射科医师为主，心脏科医师辅助。随着患者的增多和学科的发展，心脏科开始独立地开展这项技术。我在1993年的时候开始做冠状动脉造影以及球囊扩张，1995年到美国一家著名的心脏科导管室进修学习，1999年学成回国以后开始筹备心脏科导管室。当时我们只有一台小型的可移动式心血管造影机，也只有一个团队。几个人一天要做十多例患者很辛苦。但是队伍很团结，有困难共同克服，碰到了一些事情共同解决。在心脏科老教授们的指导和搀扶下，我们这支队伍迅速地成长起来。

到了2004年我们换了大型数字平板心血管造影机，建立了更大的导管室，迎来了协和介入治疗发展中很重要的阶段。我们的患者数量逐渐增长，特别是急性心肌梗死的血管重建治疗大幅增多。我们依然还是尽最大的努力，任何一个患者来了只要他适合做介入，我们这支队伍会从四面八方赶来，及时上台，只为挽救一个生命。那种紧张的气氛和大家迅速、有序的动作，就好比是一场无声的战斗。我们谁也没得过心梗，但患者的切肤之痛，我们能够感同身受。这时最需要的是当机立断，有时在连心电图都来不及做的情况下仅凭患者的症状，经过一些药物治疗后就很快送到心脏导管室，迅速地开始造影。时间

就是心肌，心肌就是生命。我们的目标就是患者到了导管室，不但要活下来而且要活得好。为了这个目标，我们经常24小时轮轴转，每个人每天都要承担这样繁重的工作，手机从来不敢关机。尽管大家很辛苦很累，但是看到每个患者从来的时候生命垂危到疼痛减轻、从紧张和恐惧的状态到露出灿烂的笑容，我们会非常欣慰。在日常工作中，我的同仁们都是在不断地传承着协和精神。大家明白虽然付出很多，但确实使别人活得更好，使更多的家庭重归幸福。一路走来，我们从一支队伍发展到五支队伍，能更多地满足患者的需要。

介入医师的使命——大医精诚，方不负生命的重托

介入医师面对的患者随时可能会被死神夺走生命。无论是处理心肌梗死还是心绞痛，只要在导管室上了台，对我们医师来讲，都是一样的惊心动魄。我们高度重视每一位患者，谨慎地对待每一例病变，小心翼翼地放每一个支架。我们的精神时刻紧绷，又必须完整而细致地考虑所有可能发生的问题。这对于医师来说无疑是一种历练。我们就在一次又一次的磨炼中成长，内心更加成熟，技术更加精湛，对于生命的感悟也更加深刻。

2004年的夏天特别热，北京连续几天是"桑拿天"。有一天急救车送来一个天安门广场的保洁员，诊断过程中发现大面积心肌梗死，血压下降，甚至要发生心源性休克。护送他来的几个朋友也是清洁员，当时身上没有钱。面对一个这么危重的患

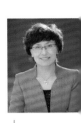

大医精诚，方不负信任和重托——介入技术30年的发展与介入医师的使命

59

者，我们没有想太多就开始做我们该做的事情。38岁的青年人，造影显示前降支血管积满血栓。球囊扩张，支架置入，该做的我们都做到位了。患者脱离危险送回到监护病房。第二天，他的夫人来了，带着两个年幼的孩子，跪下来拽着我，感谢我们救了她的丈夫。介入治疗技术是个救人的技术，我们医好了他，拯救的不是一个人而是一个家庭。当时我也确实感受到心脏介入医师所担负的责任。医师和患者之间有着不解之缘，在我们将心比心、替他们考虑的时候，我们医师内心也变得更加坚强。

不仅是患者，在国家遇到紧急事件的时候，也是我们践行医者仁心仁术的时候。在SARS期间，附近医院的心导管室都关闭了，但协和医院的心导管室一直是开放的。当时也有不少人提出：停用心导管室吧，万一哪个患者感染了SARS，我们大家都有可能被感染。但是此时就只有

SARS可能发生吗？不少医院的导管室已经停了，如果协和也停了，心脏急症患者的生命怎样得到保证？所以经过讨论之后，大家还是决定坚守。在那个难忘的夏季，我们穿着防护服在台上为患者做我们应该做的事情，没有一天关闭导管室。在那种情形下，我们也没有出现过严重的不良事件，医护人员因为做好防护，也没有人感染上SARS。

"大医精诚"不是一句口号，是需要我们践行和奉献的。介入医师不但要有精湛的技术，更需要用心去守护生命、尊重生命。患者得了病是不幸的，但他碰到了全心全意替他着想，同时技术又非常好、知道如何来使用这个技术、什么时候使用这个技术、如何配以其他辅助技术的医生时，患者又何尝不是幸运的。患者将生命托付于我们，只有身怀仁心仁术，才能不负患者的信任和重托。

结语

未来的30年，我希望国际上顶尖的介入技术和器械能够以最快的速度传到中国，或者达到完美的国有化，使中国的患者更好地受益。随着介入技术的普及，我们迫切需要对心脏介入医生做到更规范化的管理和培训，医生们需要不断学习和提高。在对每一位患者诊治过程中，需要综合考虑患者整体情况，有效开展心脏救护治疗和康复治疗，更加注重对各类心血管疾病的预防。随着生活条件的改善和医疗体系的不断健全，人们寿命明显延长，因此在相当长的一个时期，中国的冠心病患者还会更多。期望有更好的药物，能更有效地减少斑块的形成和发展、预防急性心肌梗死的发生。过去30年我们共同奋斗，一路走来，因为我们做了，因为患者受益了，我们无比欣慰；未来30年我们责任将更加重大。让更多患者获得健康，这就是我们不懈的努力目标和一辈子的事业追求。■

根据张抒扬教授口述内容编辑整理

颜红兵

中国医学科学院阜外心血管病医院　主任医师　教授　博士生导师

跨界内外，能文能武

——记 30 年介入心脏病学跨界生涯

现任中国医学科学院阜外心血管病医院冠心病中心副主任、胸痛中心副主任和十五病区主任。《中国介入心脏病学杂志》副主编，《中华心血管病杂志》等期刊编委；多个国内外重要期刊的审稿专家。长城国际心脏病学会议秘书长、中国介入心脏病学大会（CIT）、美国经导管心血管治疗（TCT）年会、日本复杂病变介入会（CCT）等国际众多大型学术会议主席团成员和核心专家。先后承担 10 项国家和北京市自然科学基金项目；发表文章三百余篇，参与编（译）著 40 部。

引言

庆幸我已经做了 32 年的临床医生，遇到两个大好的时候：第一个是 1977 年中国恢复高考以后我是第一届考上大学的，此前十年中国没有招生。我们这一批人在经过农村、部队或者是工厂的锻炼，而后非常珍惜自己的学习时间。第二个便是赶上中国介入发展的黄金时期，从事了介入医学工作，从此开始了我心脏病学与放射学的跨界生涯。

介入心脏病学 30 年：我的两个领域跨界

1982 年我从湖北医科大学毕业了以后做了三年的内科医师，1985 年考上武汉同济医科大学介入放射学的研究生，我的导师是郭俊渊教授，此后三年学习介入放射学。我记得最早做介入的时候并不是做冠脉介入，而是肝动脉的造影，这是我第一次接触介入。1988 年分到北京中日友好医院，然后 1993 年、1994 年

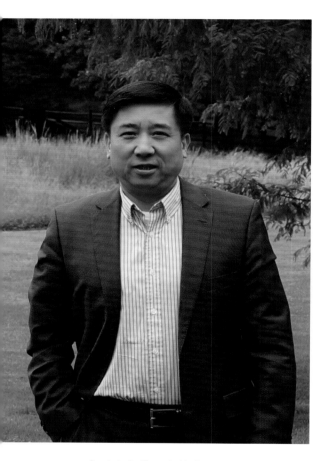

理的知识、影像的知识，特别具有挑战性。我第一次做介入的时候，那个时候的保护条件要比现在差很多。1986 年第一次进导管室，我记得穿了三个铅衣，前面穿一个后面套一个，然后下面再罩一个，那个时候没有现在的这种铅衣；不过完成了第一个造影是非常兴奋的。

回首过去 29 年，从介入治疗种类上面来讲，覆盖了各个领域，如血管扩张支架，肿瘤的灌注化疗，电生理的检查，以及结构性心脏病、先天性心脏病的介入治疗等。我自己作为术者，医治急性心肌梗死患者，至少已有 2000 例，在过去的八九年当中，我个人每年手术例数在 1200～1300 例，应该是国内例数最多的专家之一。

介入心脏病学的进展取决于几个方面：首先是器械的不断研发，第二个就是临床经验的积累，第三个是对机制的研究，还有一点很重要，就是国内有这么一批医师——当时应该算中青年医师甚至个别的老年医师——孜孜不倦地努力，同时积极和国外交流。

冠脉介入将来的趋势是生物可降解支架的应用，这是一个很大的进展，可以预测到将来的器械越来越小型化。今天会到外科手术的患者，将来有可能都会接受介入治疗。我想发展中遇到的瓶颈可能有如下几个方面：一是建立我们科学进步的平台，二是我们现在的器械过多依赖进口，应该更多呼吁国产化。我们还有一个瓶颈，就是医疗教育问题，医师的教育应该是精英的教育，只有把他们的素质提高，瓶颈消除以后，心血管介入治疗以及其他学科才能取得更为长足

在日本留学，也是学习心血管介入放射学，但是主要是介入放射学，然后回到国内 1995 年做的第一例冠状动脉造影。

提到第一例冠状动脉造影，我不能不提我的老主任柯元南教授，从他身上我学到很多，无论是冠脉基本的技术还是冠脉做学问。选择介入医学专业有好多原因，因为做了三年的内科医师，觉得内科没有什么可做的；虽然意识到放射线的问题，但介入是一个比较年轻的学科，而且是贯穿了各种知识，包括解剖的知识、病理生

的进步。

介入心脏病学 30 年：我的两个主要贡献

回顾这些年，主要做了两件事情，一个是指南的引进，第二个就是 ST 段抬高型心肌梗死"绿色通道"的开通和急诊 PCI 的开诊。

我的跨界经历对我非常有用，因为知识都是互相贯通的。我很多知识和经验都来自我做介入放射手术的时候学到的一些东西。在做了十年介入放射学工作、重新回到心内科时，发现有关的技术、基本理论和药物都有很大进展。此时为了赶上这些进展，我选择了翻译和学习指南。

1995 年的时候我译的第一部指南是欧洲稳定型心绞痛的指南；之后发现美国心脏病学会（ACC）其实也有类似的指南，我当时主要出于一个目的——想学到更多的东西，同时客观上把它翻译出来然后发表。当时以内部材料形式发布，给感兴趣的每个人都送上一份。之后慢慢就意识到，中国的规范化诊疗是比较差的，从而有了去改善的动因；开始是不自觉的行动，后来变成一个目的性比较强的行为，从单纯地学习发展到向别人积极地去推广。所以从 1995 年到现在，差不多 20年的时间，有关冠心病的美国指南译本，95% 都出自我手，各种指南加起来应该有 40 本，也算是"无心插柳柳成荫"。当然任何指南只是一个基本的原则，指南相当于马克思主义，它本身不一定完全符合中国的具体实践；怎么样能够符合中国的

实践、把它本土化、变成"毛泽东思想"，这是每个医师需要去做的事情。

第二件事情就是急性心肌梗死"绿色通道"的开展。过去将近 20 年时间，至少三个地方的"绿色通道"是我建立和完善的：原来工作所在的卫生部中日友好医院，后来到首都医科大学附属北京安贞医院，以及现在供职的中国医学科学院阜外心血管病医院。在这个过程当中，自己根据文献报道摸索到比较符合中国情况的急诊 PCI 路径，或者叫作操作的方法。现在取得这样的发展成果，就可以有更多的发言权，因为国内国外的同行都会关注。

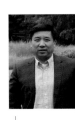

介入未来发展：多学科领域的交融

预期未来几十年，冠心病患者数量会不断地攀高，介入治疗仍然是最主要的治疗手段；原因首先是其微创性，第二个是能够立竿见影，第三个是随着科学技术的进步，异物排斥的问题，或者是支架血栓等等，这些问题将来都会迎刃而解。

在药物方面的发展一定是更多种药物的选择，比如说今天的替格瑞洛和普拉格雷被认为处于领先，静脉制剂也即将在临床使用。每个药物出现一定有它的优势，但是也有它不足的地方。今天的普拉格雷和替格瑞洛一样，将来一定会被更新的药物去替代。因为人的认识是在不断地发展的，对药物机制的研究就提出了更高的要求，只能说要不断地适应未来的发展。像过去噻氯匹定（抵克立得）替代了双嘧达莫、氯吡格雷（波立维）替代抵克立得一样，这是一个总的趋势。

对这个学科而言，我自己在从事心血管介入放射学的时候，从放射科医师那里学到了很多，等我再回到内科临床，我又从心血管内科的医师这里学到了很多。介入放射医师的长处在于对血管解剖的理解比心血管医师要好，尤其在前期比较明显；对器械的理解，对于医疗器械X线机的使用技巧以及放射防护，以及对对比剂的理解，也要比心血管医师要好，这是心血管医师欠缺的地方。但是心血管医师的优势也很明晰，那就是他们从头到尾都跟踪患者，都是他们自己在管，因此从全方面来讲，他们对患者的了解可能更全面一些。

今天的心血管医师应该更多地了解一些放射知识，进一步改善自我。我们现在年轻的心血管医师存在很大的问题，比如说对放射线机器的了解不足，不知道如何进行放射防护，还有对对比剂的理解、对器械的理解、对血管解剖的理解以及其他影像知识的理解不足，这是比较欠缺的地方，还需要继续加强学习。

现在这种领域学科的划分实际上不符合时代发展，心血管医师将来的趋势是不会再去分内科和外科，因为技术和知识是互相融合的，现代的潮流以及将来发展方向一定叫心血管科。未来我们是心血管系统疾病的医师，能够对患者进行全面综合的管理。我们将来的医师一定是能文能武，这样的话才能够往前发展。

结语

冠脉介入治疗改变了我的人生，也改变了整个医疗的模式、冠心病治疗的模式。这次机会是一个总结，所以如果非要小结自己，就是这几年比较充实。我认为想要成为一个好的医师，就一定要付出很多，这种付出要注重临床实践，同时要注重国内外一些新的进展、不断地读书；还有一点要不断地总结自己的经验，然后找到不足的地方以进行提高，这三点是做好医师工作的前提和基础。■

根据颜红兵教授口述内容编辑整理

吴永健

中国医学科学院阜外心血管病医院　主任医师　教授
博士生导师

开创中国特色的介入治疗新时代

现任国家心血管病中心、中国医学科学院阜外心血管病医院心脏内科学主任医师，
冠心病中心副主任兼任 22 病区主任；兼任中华医学会心血管病学分会介入心脏病学组
成员，中国医师协会心血管内科医师分会委员，中国医师协会心脏重症专家委员会副
主任委员，海峡两岸医药卫生交流协会心脏重症专家委员会副主任委员。《中华心血管
病杂志》《中国循环杂志》《中国介入心脏病杂志》编委，英国《HEART》通讯编委。
发表相关论文六十余篇，主编心脏病学专著 3 部，参与编写 8 部。

引言

我是 1988 年大学毕业后分到中国
医学科学院阜外心血管病医院（阜外医
院），非常有幸能够在高润霖院士的团队
工作，所以 1990 年，也就是大学毕业两
年之后我就开始接触到介入的诊断和治
疗。1990 年中国能够开展冠脉介入治疗
的医院非常有限，所以那个时候我作为
仅仅毕业两年的大学生，非常荣幸在如
此优秀团队的带领下开始我的介入治疗
职业生涯。

介入的发展铸就医师时代特征

在 20 世纪 80 年代的时候，阜外医院
的各个病房主要是风湿性心脏病患者，冠
心病患者相对还很少。因为在 20 世纪 60
年代困难的日子里，大批人得风湿性心脏
病，到了 20 世纪 90 年代这些情况已经不
存在了，取而代之的是冠心发病率迅猛上
升，所幸人类有了这项新技术。而这项技
术正好伴随着整个中国快速发展和疾病的
高发，所以这好像是一种历史的巧合，也
是历史的必然。

65

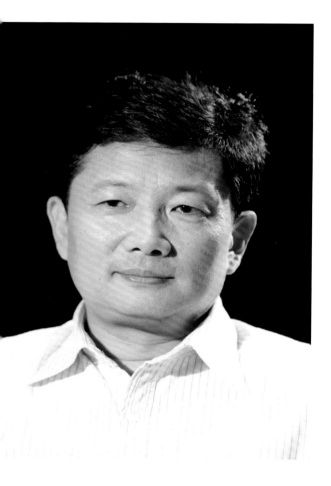

疗的能力，因此也就不可能使技术得以这么快速地发展。2005年大部分地区开始实行新型农村合作医疗（新农合）政策，医保政策给冠心病的介入治疗发展带来非常大的动力。第三个因素是医务人员，伴随着整个国家经济的发展，心脑血管疾病发病率暴增，这个时期的医师承担着一个历史性的责任。中国介入虽然在国际上是落后于西方国家，但是我们介入操作的难度系数在各个方面已经领先于他们。此外，药物和器械的发展，从球囊扩张、裸金属支架到药物洗脱支架，都在不断完善。当然介入治疗也有其局限性，而抗血小板药物的不断发展弥补了介入治疗的这一局限性，如药物支架置入术后为预防晚期及更晚期（一年以后）血栓形成需要较长时间的双重抗血小板治疗，目前应用较多的方案是阿司匹林联合波立维（氯吡格雷）口服18个月或更长。可能部分患者还需再次进行介入治疗，这样双重抗血小板治疗的时间就会更长。

我经常会说每一个时代的医师，都有每一个时代的特点。20世纪60年代的心血管医师常背着一个听诊器。到了20世纪70年代心血管医师经常手捧心电图，研究哪是窦性心律，哪是2:1传导，是什么样的心律失常。80年代以后，介入逐渐地深入临床实践，到了90年代，各级医院介入诊疗逐渐推广开来，所以到了90年代以后，心血管医师的标志就是能够进行介入性的诊断和治疗。我们这个时代的心血管医师带着时代的烙印，从纯粹内科性质的心血管医师，到之后做一些有创的操作，这对于一个医师来说非常兴奋，因为它的

医学有那么多的分支，每一个学科都在发展，也许心脏病学分支是发展最快的一个分支。介入治疗近年来的迅速发展与三个因素密切相关：第一个因素是患者的需求，中国从20世纪80年代改革开放开始，经济进一步发展过程中伴随着一个问题就是心脑血管疾病暴发式增长，这是一个最主要的原因。第二个因素取决于中国的经济发展和国家政策，如果没有经济的发展，我们大部分的患者没有承受介入治

治疗手段不仅仅依靠药物，还可以通过相对有创的方法来医治更加复杂的患者。

介入医师成长的两个阶段与目标

因为阜外医院的培养是非常严格的，我从1991年开始做造影一直到了1998年的11月份，也就是说每个人至少得做完几千例的造影才能进行单独治疗，届时，造影已经非常娴熟了。当然在1991年一直到1996年这5年期间，那时候患者还是非常少的，因为发病率没有现在高，只是在开始升高的阶段，有很多患者还不理解介入治疗，不能接受这项技术。但1996年之后病例逐渐增加，直到1998年即经过了将近八年之后，我们才真正有机会去做介入治疗。所以和我们那时相比，方显现出现在这些刚刚开始学习介入的人是多么幸福——基本上学习一年就可以做介入治疗了，甚至有时候可能第二年就开始了；而我们用了八年的时间学习介入技术、不断地理解冠状动脉病变和介入治疗的本质，然后不断去观摩和思考，经历了八年之后，才终于有机会实际动手去做整台手术。

因为心脏介入是一项高风险的技术，所以早期几乎所有的介入医师，都是在高度紧张的情况下完成治疗的。据我所知有很多的介入医师在上手术台之前，都要吃降压药的，因为一上手术台就会刺激血压升高，尤其当面对的是那种特别复杂高危的患者时。早期我们做PCI（经皮冠状动脉介入治疗）只局限于一些简单的病变，但是后期有更多复杂高危的患者需要进行介入治疗，而这时就要不断地去挑战自己、

超越自己。每一次挑战对我来说都是心惊胆战的，每一次超越自己的过程都非常痛苦，但是一旦超越了自己以后就感觉很有成就。这项技术一直在激励着你，给你更多的期望，让你承受更多的压力，最后得到的往往是难以言表的喜悦。

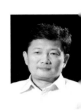

早期的追求主要是掌握这门技术来为患者服务，成为一个真正的心血管医师，特别期望能够成为中国最好的介入医师，这就是目标。后期更多的是一种责任，因为你看到一个病例非常复杂和高危，比如说一个高危的急性冠脉综合征患者，如果不进行介入治疗，他的生命很可能受到威胁，这时候承担的是一种特别的责任。所以在后期当技术已经掌握得非常好的情况下，可能更多的是如何做到真正为患者考虑。我相信一些人会对介入医师有某些极端的看法，比如说做介入只会为了钱；但是我要说，一个医师到了一定的境界，收入对他来说没那么重要，生命永远是最重要的。

培训下一代介入医师——不可推卸的责任与义务

当然对我们更多的介入医师，尤其资格比较老的介入医师来说，还有一个重要的任务就是要带好年轻一代。而带年轻一代要付出更多，因为当年轻一代在锻炼的时候，带的人要为他们承担更多的责任；但我觉得非常值得——人生一方面要追求自身很好的发展，另一方面要努力为别人服务，两者相辅相成。将来介入技术逐渐成为一个常规的工作，一定要更多的医院

来使用这项技术，因此除了规范化治疗之外，我觉得当下的这一批中国介入医师最大的责任就是要让中国的介入走向世界、让世界了解中国介入治疗，而前提就是培训好下一代中国介入医师。

如何带好下一代，在这一点上我一定要向高润霖院士学习。介入手术不像外科手术，外科应用全身麻醉，患者没有意识；所有的介入手术都是在清醒状态下操作，如果在带教过程中口述指导，手术患者会知晓。高院士在带我们的时候，从来不会指责，也不用手，他用腿轻踢来提示我们，嘴上什么都不讲，以照顾到患者的情绪。

每次上手术台的时候他一定会和蔼地对患者说："朋友你好，我为你打个小麻药，轻轻的，稍微有点不舒服"。一边说着一边就做了，患者非常放松。同时也使得跟他同台的医师也非常放松，他那么大年龄，身板永远笔直笔直的，那种状态仿佛是能够凌驾一切的。任何困难的病变，他都可以去战胜，而且他会把这种能量传递给周边所有的医师和护士，然后同时也让患者感觉特别放松，在一种很安全的环境下来接受治疗，所以我觉得对于我们现在这一批人，在指导年轻医师的时候，也要学习高院士这种大师风范，这才是真正的好老师。

结语

阜外医院对于医师的培养体系非常严格，不论是医疗技术还是科研水平都能够全面发展。在毕业后就能够接受到高润霖院士等老一辈专家的言传身教使我受益良多。在这中国快速发展的特殊时代，有更多的良医可以掌握PCI这类精良的技术，为更多的患者服务，这必将促进冠脉介入的进一步发展。■

根据吴永健教授口述内容编辑整理

杨杰孚

卫生部北京医院　主任医师　教授

冠脉介入和心律失常介入——心脏介入的并蒂莲

卫生部北京医院心脏中心主任、主任医师、北京大学教授、博士生导师。中华医学会心血管病分会常务委员、心力衰竭学组组长；中华医学会心电生理和起搏分会副主任委员，药物治疗组组长；中国医药生物技术协会心电学分会常务委员；中国医师学会心血管病分会常务委员；中国老年保健研究会老年心血管病分会副会长；北京医学会心血管病学分会副主任委员；北京医学会起搏与电生理分会副主任委员。主编《心脏病药物治疗学》《简明心脏血管疾病诊疗技术》及《心脏急症》，参加编写心血管专著二十余部。国内外共发表学术论文八十多篇。主持国家"863""十一五"及"十二五"等重大专项课题多项。是国家级课题及成果评审专家，制定行业指南，参与全国高等院校教材编写。

引言

北京医院的冠脉介入治疗始于1992年，比其他专科医院略晚。在过去的二十余年时间中，我们的介入技术有了长足的发展，在北京市的综合医院中，无论数量还是质量都是比较靠前的。除了冠脉介入，心律失常介入也是我们的重点发展方向。

这两种介入治疗既有区别又互相关联。介入医师如果能做到将这两种介入治疗融会贯通，在手术中就能更游刃有余、发挥自如。

冠脉介入和心律失常介入——心脏介入的并蒂莲

冠心病和心律失常是心内科的常见疾

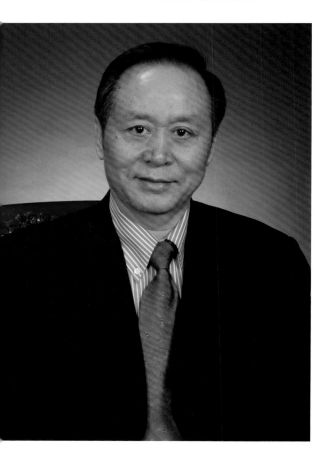

中国人口的老龄化以及人民生活水平不断改善，导致冠心病的发病率逐年增加，冠脉介入数量也相应快速增加。就整个发病率而言，心律失常肯定比冠心病要高得多，但大部分是功能性的失常不需治疗，还有一部分完全可以用药物控制，所以真正需要做起搏器、导管消融等介入治疗的比例不是太大。比如，中国房颤患者估计近1000万例，但每年房颤导管消融量2万例左右。

冠脉介入和心律失常介入技术本身各有特点。冠脉介入主要针对冠状动脉，更直观一些。术前和术中，通过冠脉造影或者做冠脉CT，我们可以很清楚地做出判断。但是心律失常的介入就没有这么直观，很多东西是无法用肉眼看到的。比如旁路在哪里，异位兴奋点在哪里……所以，心律失常的介入，空间想象力或者说难度要大一些。

但是，这两项技术并不是孤立的，它们相互联系，相互依赖。如果一个介入医师既有冠脉介入的经验，也有心律失常的知识，并可以把两者有机结合，对于应对复杂的病例并提高治愈率会有很大的帮助。心律失常介入中常用的三腔起搏器技术其实就是起搏、电生理和冠脉技术的合体。三腔起搏器最关键的技术——放置左室电极，要求我们将导丝进入到冠状静脉的分支，而冠脉介入是将导丝进入到冠状动脉中。可想而知，如果没有冠脉介入的知识和技巧，心律失常介入术导丝的操作将会有非常大的难度。想要做得非常好，难！所以我认为心律失常的介入医师要懂得冠脉介入的知识，这对指导他做好心律失常

病。在北京医院心内科，冠脉介入和心律失常介入都是重点发展方向。30年来我国冠脉介入紧跟国际步伐、发展迅速，挽救了很多人的生命。心律失常介入技术，如射频消融、起搏器植入等也取得了很大的进步，但是冠脉介入和心律失常介入既有区别又相互联系。

冠心病介入和心律失常介入的病例数量相差悬殊，2014年我国冠脉介入约50万例，而心律失常介入10万余例，只有冠脉介入的1/4到1/5。究其原因，是由于

介入有非常大的提高作用。

同样，如果冠脉医师掌握了一些心律失常的知识，比如说起搏的知识，对他们也将有很大的帮助。冠脉手术过程中有可能出现严重心动过缓，需要植入临时起搏器。如果没有起搏的知识，在台上临时去叫起搏电生理医师肯定是来不及的。所以两种介入既有关联也有不同，如果我们都能灵活掌握，无论做哪种手术都会更游刃有余。

并发症的处理——要做到胆大心细、考虑周全

北京医院的主要任务是干部保健。领导干部通常年纪较大，很多在 90 岁以上，老年人往往存在多器官受损。在这里我想着重强调并发症的处理，虽然介入治疗的并发症发生率不高，但是这种概率依然存在。所以无论对于普通患者还是高龄老人，我们在手术前要制订完善的手术预案，尽量想到每种可能出现的并发症和解决方式，目的是保证安全。

当然有时候会出现意想不到的情况，我自己就有一个非常难忘的经历。十余年以前，我的一位患者因为反复晕厥住院。我们检查后发现冠脉问题很大，并且有冠心病的危险因素，会诊后决定给他做冠脉介入治疗。手术中没有发现冠脉异常，但是他仍然反复晕厥，检查其他系统脏器尤其是神经系统等没有发现任何问题。我们继续找原因，发现他有完全性左束支传导阻滞，而且晕厥时心脏长时间停搏。掌握了这个情况，我们及时为他植入了起搏

器。手术过程很顺利，但术后两三个小时，患者出现心慌气短、面色苍白，血压下降等休克症状，即心脏压塞并发症。经过我们及时发现并及时处理，并发症顺利得到解决。但所有不好的事似乎都赶到一块儿了，随后又出现其他问题，患者出现顽固性胸腔积液，采用各种方法始终不能消退……我们百思不解，因为起搏导线经头静脉送入，不可能出现血气胸，手术过程没有问题，为何会出现顽固性胸腔积液（多次抽液不尽）？患者和家属也不理解，需要反复沟通。最后，一位呼吸内科的专家提示我们，患者会不会有肺结核？我们有如醍醐灌顶，立刻完善专项检查即确诊了。原来患者本身有结核的基础，因为手术后抵抗力下降，并发了结核性胸膜炎，导致胸腔积液。经试验性抗结核治疗三个月，胸腔积液终于消退了。

通过这件事，我学会如何应对压力，如何与家属沟通，如何获得患者家属的信任。为了保证手术安全，防止出现并发症后措手不及，我们尽量要提前做好预案。一旦出现问题，除了认真处理各种并发症以外，我们要全面地考虑患者的全身状况，尤其对于高龄患者，一定要认真仔细地评估和权衡。这需要全面扎实的内科基本功和丰富的临床经验，而这些恰恰是少数介入医师欠缺的。

对年轻医师的三点建议

年轻医师是未来介入技术的主力军。对于怎样做好一个介入医师，我有三点建议。

第一，介入医师首先是一名心内科医

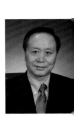

冠脉介入和心律失常介入——心脏介入的并蒂莲

师，心内科基础知识一定要扎实，基本功一定要非常好，并且应具备综合处理各种问题的能力，比如并发症的处理。我特别反对刚刚毕业没几年的医师成天只管做手术，不管病房，也不去衡量患者整体的身体状况。患者出现了并发症束手无策，到最后为患者和家属带来不可挽回的损失。基本功不扎实，很难在这条路上走得稳、走得远。

第二，我们的工作要细致，尽量要在问题出现之前就想到可能出现的问题和解决方式。特别是对于高龄患者，情况复杂的患者，我们必须仔细权衡、全面考虑，尽量使患者的病情保持在可控的范围内。

最后，我们一定要学会沟通，包括与患者的沟通，与家属的沟通，跟领导的沟通等。现在的医疗环境非常不好，而且并发症本身是防不胜防的，一旦出现以后，有的患者理解，有的患者不理解。我们要注意沟通方式，让患者和家属了解我们的困难，理解我们，信任我们，这样医疗纠纷就能少一些，我们也有更多的精力投入到工作中去。

结语

北京医院心内科这几年来冠脉及心律失常介入取得了长足的进步，近5年手术例数翻了一番都不止。虽然我们80岁以上高龄患者的比例应该比所有医院都高，但总体上并发症的发生率很低，特别是高龄老人植入器械成功率高，并发症很低，约1%。这应该归功于我们拥有一个基本功扎实、工作积极、配合默契的团队。作为这个团队的领导，我负责各部门的协调和沟通，我也认为该担当的时候一定要有担当的勇气。到目前为止，我们国家的介入治疗比例，尤其是心律失常介入比例要比国外低很多。原因之一是医保报销的额度较低，尤其是埋藏式除颤器报销的比例更低。我希望国家能尽快出台相关政策，让更多的人享受到介入治疗带来的获益，也希望年轻医师们加快成长，早日成为我们国家介入事业的中流砥柱！■

根据杨杰孚教授口述内容编辑整理

杨新春

首都医科大学附属北京朝阳医院　主任医师　教授　博士生导师

心脏介入治疗，如何使优势最大化

现任首都医科大学附属北京朝阳医院心脏中心主任，首都医科大学心血管疾病研究所所长，首都医科大学心血管病学系副主任，兼任中华医学会心电生理和起搏分会常务委员，中华医学会心血管介入治疗培训中心学术委员会委员。《中华心血管病杂志》《中国介入心脏病学杂志》《中国心脏起搏与心电生理杂志》等期刊编委。在国内外刊物上已发表文章二百一十余篇，参与主编《急性冠脉综合征基础与临床》《现代心血管药物与临床》《心力衰竭临床与实践》《呵护心脏：心脏病防治与自救》等。

引言

介入技术为冠心病的治疗带来了颠覆性的改变，特别是对于急性冠脉综合征的治疗，介入技术为患者带来的获益是非常大的。但这项技术普及的同时导致一些别的问题，比如适应证把握不严格，医师更关注患者在台上的情况而缺乏对患者的综合管理等等。怎样扬长避短、将介入技术的优势最大限度地发挥出来，是我们迫切需要解决的问题。

柳暗花明——介入治疗为冠心病的治疗带来了新的希望

冠脉介入治疗对整个冠心病诊治的影响是非常大的，它的出现对常规心血管内科学的诊治模式和理念都有非常大的冲击和挑战。过去内科学主要依赖药物治疗，外科学主要依赖器械或者手术治疗，内外科分得非常清楚，而冠脉介入的出现打破了这样的分界。它用外科的方法解决内科的问题，这就要求我们心内科医师，不但要有临床思维，也需要有较强的动手能力，

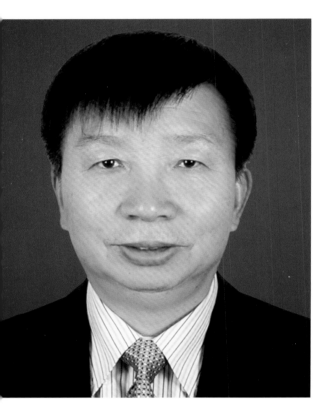

不得不说是一个突破。

首先，在疾病的诊断方面，我们内科医师都是福尔摩斯，擅长推理和逻辑思维。我们根据患者的症状、体征和一些检验结果，进行分析和治疗。虽然做福尔摩斯也很有意思，但同样有很多无奈。在过去由于缺乏直接的、明确的证据，导致我们对病情的分析有可能出错。病来如山倒，尤其是急性患者常常不给我们知错就改的机会；而冠脉造影的出现改变了这一切，它能为疾病的诊断提供最直观的第一手资料，使我们可以很清楚地看到病灶的位置和严重程度，诊断的准确性明显提高。这就为

以后的治疗成功奠定了夯实的基础。

其次，我们心血管内科治疗的主要武器——药物治疗，从起效到治愈往往需要一个较长的过程，效果也会因人而异。单用药物这一个"武器"去对付急性心肌梗死（心梗）这种"劲敌"，往往会力不从心。有了冠脉介入技术这个新"武器"，我们可以直接打击"敌人"要害，增加了胜利的把握。单纯药物治疗和药物治疗配合介入治疗，相当于一条腿走路和两条腿走路，效果肯定是不一样的。过去心肌梗死患者入院以后的病死率接近30%——谈到心梗，百姓都觉得是很可怕的一种疾病。现在有了冠脉介入这种手段，再加上药物治疗，可以使患者的死亡率下降到3% ～ 4%。对急性心梗这个疾病来说，冠脉介入是降低死亡率最受肯定而且是最可靠的方法，它使得急性心梗不再是很可怕的疾病。

进一步来说，两条腿走路无疑比一条腿走路要快。过去我们通过各项检查分析患者的病情，再用药物看看治疗反应，这样一来周期较长。介入治疗使得这个周期明显缩短，患者平均住院日就可以大大缩短。我们可以利用有限的医疗资源服务于更多的患者。所以，冠脉介入技术的出现为冠心病的治疗点亮了一盏明灯，也照亮了冠心病患者的生命之路。

两手都要硬——台上和台下，介入治疗和药物治疗均需要充分重视

介入治疗用于急性心梗患者，获益是非常大的。但是我们必须清楚地认识到，

冠心病患者的管理应该是一个长期的，甚至是终身的过程。介入手术只占患者整个治疗期中很少的一段时间，后面的过程中如果管理不得当，即使介入做得再成功，也可能前功尽弃。所以对于一个患者，从建立治疗策略时就需要整体地去考虑。不仅要关注台上患者的情况，还要投入更多的精力关注台下和出院后的药物治疗。我们有些医师，在做介入治疗上一丝不苟、精益求精，技术已经达到高峰，但是对患者的管理却没有跟上，只关注台上不关注台下，只关注导管室不注重门诊随访。这导致患者出院后，由于用药不当等各种原因，可能会出现不好的转归，达不到期望的治疗效果。

ACS（急性冠脉综合征）本质是不稳定斑块和血栓形成，所以药物治疗肯定也是围绕着这两个最重要的环节。一个是抗血栓的治疗，一个是稳定斑块的治疗，这两大方面的进展令 ACS 死亡率得以明显的下降。在临床上，抗血栓的治疗中将抗血小板治疗视为重中之重。阿司匹林是一个古老的药物，但是在 ACS 这个阶段单纯靠阿司匹林肯定是不够的。所以其他的抗血小板的药物，尤其是 ADP 受体拮抗剂这类药物——主要是氯吡格雷（波立维）以及现在一些新兴的药物出现，都为降低死亡率，以及介入治疗保驾护航起到非常关键的作用。

想把介入治疗效果一直维持下去，就必须两手抓，两手都要硬。也就是说，不论台上还是台下，介入治疗和药物治疗均需要充分重视。在早期普及这项技术的时候，我们医师大多比较看中自身能力的提高和自身价值的体现，注重手术的技巧，以手术成果作为最重要的追求目标和评价指标。随着这个学科的发展，我们逐渐开始强调综合管理，强调治疗的策略。不但要能把手术成功地做下来，而且要把疾病治疗调控到一个最佳的状态。无论是对一个学科来说，还是作为一个医院的心脏中心来说，综合管理都是非常重要的。

同样，年轻医师在继承前辈们的经验、继续向前走的同时，也一定要把握正确的方向：高超的技术肯定是必要的，这是战术；整体的治疗策略同样不容忽视，这是战略。甚至最后患者的预后直接取决于整体的策略而不是单纯的手术效果。年轻医师往往重战术而轻战略，这需要我们年资长的医师们正确引导。我们培养的医师应该是心血管内科的综合医师，而不单纯是介入医师。冠脉介入和临床不能完全脱节，一旦脱节，患者和疾病的整体就被强硬地分割开，导致在治疗中出现某一些方面的偏差。

此外，我们在制订方案的同时还要考虑到患者的承受能力、国家的医保能力，还要参考国内外的指南，做到个体化治疗。介入治疗不仅仅是一项技术，它更是一门综合性的学科。只有从患者的整体、疾病的整体去全面考虑问题，才可能把这项技术发挥到极致。

该出手时再出手——严格把握介入治疗的适应证

介入治疗的普及也带来了一些问题。适应证把握不严格，造成介入治疗的不合

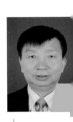

理使用，是主要问题之一。不论决定使用哪一种技术，一定要保证患者的利益。只要秉持患者利益至上这个原则，就能最大程度避免这种情况的发生。介入治疗只是治疗手段之一，并不是必需的。当然，对于适宜的患者，采用介入治疗绝对没有问题，它的效果是不容置疑的。但是，对于一个择期治疗的稳定性冠心病患者来说，在是否选择介入治疗时，我们还是采取相对比较谨慎的态度，有明确的指征时才会去做。对于病变比较复杂、需要安置多个支架的患者来说，一定要认真评价——到底是介入治疗带来的获益多，还是冠状动脉旁路移植术带来的获益多。这样做的目的是尽量防止一个患者放置多个支架或不该放支架的患者被放置支架。

在工作中我们要求年轻医师做到：该做的手术一定要去做，不该做的手术一定不做，可做可不做的，大家一起讨论，尽量倾向于不做，尽量避免对患者做过度治疗。所谓"该出手时再出手"，也是体现医师道德准则的重要方面。我们训练年轻医师和进修医师养成如前所述的执业习惯，大家就不会去违背这个准则。

事物的发展都是一个螺旋上升的过程。任何事物的发展历程中总会出现一些问题，冠脉介入技术的发展也是一样。我们应该充分利用这个技术的优势，尽量避免在应用过程中可能会出现的问题。必须强调的是，介入治疗为冠心病患者带来的获益是毋庸置疑的——它是一项能挽救生命的治疗方式。我们不应当因为出现了一些问题而否定它的重要意义。相信随着介入治疗的发展，很多问题会迎刃而解，这项技术会更好地为人类健康服务。

结语

介入技术在中国已经开展 30 年了。我们取得了很多成就，也面临很大的挑战。目前介入治疗在中国的普及速度还是比较快的，但是我们国家患者众多，介入的普及尤其是急诊介入的普及还是不够。其次，介入治疗的数量增加，迫切需要规范化管理的跟进：胸痛中心的认定，急诊"绿色通道"的建立，死亡病例的讨论模式的建立……我们的技术已经和国际接轨，研究也得到了国际的认可，如果能更深入地普及和规范，就能挽救更多患者的生命。这需要千百万介入医师共同奋斗。■

根据杨新春教授口述内容编辑整理

陈纪言

广东省人民医院　主任医师　教授　硕士生导师

薪火传承，共同推进中国介入治疗发展

现任广东省人民医院心血管内科主任，美国心脏病学院院士（FACC），兼任中国医师协会心血管内科医师分会委员；《中华心血管病杂志》《中国介入心脏病学杂志》《美国心脏病学杂志（中文版）》及《欧洲心脏杂志》（EHJ）等期刊编委。发表有关心血管疾病方面研究论文八十余篇，主编或参编论著5部。

引言

1985年我开始从事心内科工作，接受心内科临床训练的同时开始接受心血管介入的训练。1987年左右，我们请到了美国的专家来协助我们开始院内第一例的冠脉介入的治疗。非常荣幸，在踏进冠脉介入领域之后，我能跟随一个非常出色的老师——陈传荣教授。他是我国心血管介入领域先驱者之一，也是非常杰出的人物。他做了我们国家的第一例二尖瓣球囊扩张和第一例肺动脉的球囊扩张手术，也是我国较早在国外接受冠脉治疗训练的医师。我从事介入工作的时候他刚从美国回来不到一年时间，我也就非常幸运地被他带进了心血管介入的领域。

PCI——技术挽救生命的典范

1985—1986年我国心肌梗死（心梗）患者的死亡率非常高，接近20%。当时对于心梗患者，医师只能观察、等待治疗并发症，所以死亡率很高，而且患者躺在床上一周不能下床，住院时间通常在一个月左右——现

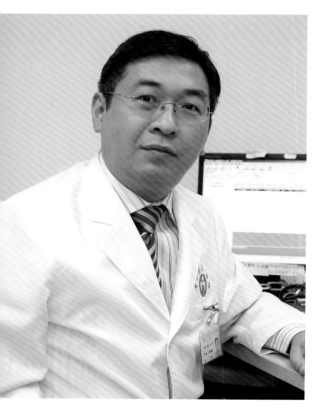

是一个稳定型心绞痛频繁发作的患者，造影后发现是 A 型病变，很适合做经皮冠脉介入治疗（PCI），经过沟通后患者同意接受介入手术治疗。当时整个团队每个人要做哪些工作都有非常明确的分工，但大家仍然都很紧张。术中我们给患者反复进行多次球囊扩张，手术效果很满意，我们也很高兴，但这时候出现了一个小插曲，患者突然出现室颤，我们只能又赶紧除颤。现在回过头看还是由于当时经验不足，很可能指引导管插得过深，才诱发了室颤。那次经历给我们留下很深刻的印象。最终这个患者情况非常好，大概是 12 年后，患者回来做冠脉造影进行复查，发现十几年前做球囊扩张的部位保持得非常好，而且一直没有复发。

在实际临床工作中，手术时会碰到很多的困难，很多时候是器械方面的困难。开始的时候支架外径很大，置入非常困难，需要很高的技巧，还有很多注意事项。除此之外就是费用问题。当年能接受昂贵的冠脉介入治疗的患者比例不大，为了给患者节省费用，当时的器械用完之后，经过严格清洁消毒可以重复使用——因为重复用的器械我们是不收费的。但是费用的问题是解决了，反复使用的器械性能却比首次使用的减低很多，所以医师要很耐心地使用这些器材，才可以使手术顺利地完成。现在的条件跟那时候比较，真是有了天壤之别。

PCI——责任与风险并存，药物与器械并重

现在患者的病情通常情况复杂，是否

在很多年轻医师觉得这完全不可思议。而如今心梗死亡率已经降到 3% ～ 5%，心梗患者住院时间通常在一周以内。冠脉介入治疗技术在这巨大的变化中起了非常大的作用，使死亡率显著降低，还使得心律失常、心力衰竭、休克等并发症显著减少。

以前我当住院医师的时候，治疗了很多稳定性冠心病的患者。患者反复心绞痛发作，住院时间短的是一两个月，长的可达三个月甚至更长。对于反复发作的心绞痛，我们最常用的药物是硝酸甘油，幸运的话还能保持患者状态稳定。我的老师陈传荣教授所做的第一例心脏介入手术，就

适合做 PCI 以及能否安全、顺利地完成都需要非常慎重地考虑。一旦决定要做，医师就要承担风险和肩负责任，让手术能顺利地完成，这会使医师的压力非常大。同时，如果我们能够顺利完成，也会获得很大的满足感和成就感，因为所行医术确实帮助了患者，甚至是挽救了患者生命。

要成为一个优秀的心脏介入医师，除了要有非常过硬的介入治疗技术，同时也需全面扎实地掌握心血管内科学及相关知识。例如学习并掌握现代的慢性完全闭塞病变（CTO）介入治疗技术就是建立在对病变和冠脉血管均充分了解的基础上的。冠脉造影、CT 血管造影（CTA）、血管内超声（IVUS）等技术手段在临床上的应用，使医师可以实现从病变形态学特点到病理特点的思考；在冠脉造影学资料的基础上制订合理的手术策略，可以提高 CTO 治疗成功的可能性。在手术过程中信息的反馈可以为手术方案的修正提供支持。这些都证实阅好冠脉造影片是成功的关键，因此值得医生花足够长的时间学会阅读。年轻医生应当具备从冠脉造影中获取资料的能力，随着经验的积累，获取资料的能力也会不断增强。

我们现在的日常工作，一部分时间用于从事介入治疗，一部分用于管理临床患者。介入治疗与临床管理就像一条稳固的链条，由很多环节共同组成，我们不能用任何一个环节来代替其他某个环节。介入治疗之后需要药物治疗的保障，如果没有药物的巩固，在术中所取得的成绩也会付诸东流；所以每一个环节都很重要。作为一个优秀的临床医师，不应该片面地强调

某一个环节，而忽略其他环节。治疗和管理过程中任何一个环节出现问题，都可能使整个治疗链断裂。从技术发展的角度来看，介入治疗与药物治疗的相辅相成将会使手术更加简单，更加安全，更加易行，更容易掌握。

PCI——更充分地应用需要良好的协调机制

急性心肌梗死、主动脉夹层等以急性胸痛为主要临床表现的急危重症患者需要及时诊治。胸痛中心则为此提供了快速诊疗通道，显著减少了胸痛确诊时间，使急性 ST 段抬高型心肌梗死（STEMI）患者能在更短的时间内接受再灌注治疗，从而缩短了住院时间，改善了就诊满意度和患者的生活质量。目前胸痛中心（CPC）已经成为衡量急性心肌梗死救治水平的重要标志之一，而 PCI 技术对 CPC 而言尤为重要。

我国的 CPC 建设起步较西方发达国家晚，但近几年来发展比较快，尤其在近两年取得了很大的进步。2002 年，我国首家 CPC 在山东大学齐鲁医院建立；2005—2006 年，北京朝阳医院和上海瑞金医院建立 AMI（急性心肌梗死）"绿色通道"，但没有提出"胸痛中心"的概念；2010—2012 年，约有十三家医院开始建立 CPC；2012 年，上海胸科医院和广州军区总医院通过美国胸痛中心认证，广东省胸痛中心协会也正式成立，将对我国 CPC 的发展起到推动作用。

CPC 的建设关键在于良好的协调机制。CPC 牵涉多个学科：需要多学科参与

到急诊干预中，进行快速诊断之后，与手术治疗无缝连接；需要打破利益驱动模式，建立配合良好的团队。为此，急诊室应该建立危险分层制度，初步诊断和鉴别诊断后，分诊到专科进一步诊治。

胸痛的常见疾病中，STEMI/ACS（急性冠脉综合征）属于危重疾病，再灌注治疗是STEMI最主要的治疗措施。在发病12小时内开通闭塞的冠状动脉、恢复血流，可缩小心肌梗死面积、减少死亡。越早使冠状动脉再通，患者获益越大。因此，对所有STEMI患者而言，就诊后必须尽快作出诊断，并及时制订出再灌注治疗的策略。目前，我们的STEMI救治存在的问题主要有：从症状出现到首次医疗接触（FMC）的时间长；缺乏社会、社区救治网络；再灌注治疗比例低；院前诊断/院前决策少；院内环节，进门至球囊扩张（D-to-B）时间较长；出院后的二级预防不足。其中，院前的延迟尤其需要改善。

区域性STEMI网络至关重要。应从单兵作战向协同作战转变；尽早就医、缩短FMC时间、更高的直接PCI率是影响预后的关键，应该通过各种方式降低患者延误及系统延误的发生率。CPC的建设关键在于良好的协调机制。

结语

朱国英教授是我非常尊敬的一位高水平心血管介入医师。除了她个人的知识丰富、技术高超以外，朱教授还有非常突出的一个优点，就是她非常乐于教导学生且非常善于教导学生。我们国家在介入领域之所以能够取得快速发展，与包括朱教授在内的老专家们的辛勤付出密不可分。如今他们的学生满天下，也才使得我们国家的冠脉介入事业迎来今天蓬勃发展的局面。■

根据陈纪言教授口述内容编辑整理

马依彤

新疆医科大学第一附属医院　主任医师　教授　博士生导师

用手、用脑、用心
——介入治疗 30 周年感悟

现任新疆医科大学第一附属医院党委委员、心脏中心主任，新疆心血管病研究所所长，中华医学会心血管病学分会常委，中华医学会内科学分会委员，中华医学会心血管介入治疗培训中心学术委员，中华医学会新疆内科学分会主任委员，新疆心血管病学分会委员，《中华心血管病杂志》《中国介入心脏病学杂志》编委。在国内外医学专业杂志发表论文三百余篇。

引言

中国冠脉介入治疗从 1984—2014 年，走过了 30 年。从中国介入发展历程来看，应该是从基础冠状动脉造影到球囊扩张；有了支架之后从裸金属支架再进入药物洗脱支架时代。每一个阶段都是重要的转折，都是历史性的飞跃。这 30 年的发展确实给广大冠心病的患者带来了福音，拯救了一大批冠心病患者的生命。从事介入的医师也做出了巨大的贡献，在老一代专家的带领下逐渐走向成熟。

介入与药物治疗相辅相成

冠心病的治疗可以分为药物治疗和介入治疗两大部分。药物治疗是冠心病治疗的基石，即便是支架置入以后也离不开药物的长期应用和治疗，当然还包括术前准备、术中用药、术后长期用药的过程。合理使用药物加强了远期疗效，降低患者

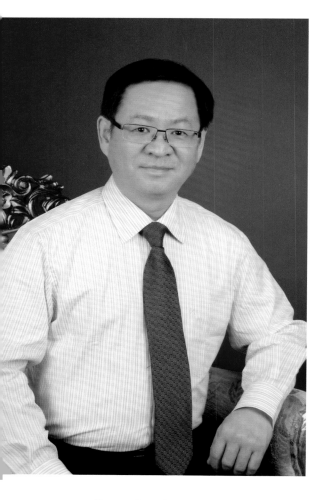

（MACE）的发生。

在冠心病介入治疗出现之前，我们只有药物的保守治疗。在药物保守治疗的过程中很大一部分患者失去了生命，患者的生活质量也没有保障。在 1983 年我刚参加工作的时候，心肌梗死患者来到医院和住进监护病房，仅能针对并发症进行治疗。自从有了介入技术以后，很大一部分急性冠脉综合征患者，特别是急性心肌梗死患者一旦入院以后，可以在最快最短的时间内开通堵塞的冠脉，挽救患者的生命。

国内外专家鼎力支持，促进新疆介入大力发展

近 30 年来，我们的主要贡献是把国外的技术引进到国内，使广大老百姓能够享受到先进技术，为此上一代人和我们这一代人做了大量的推广和普及工作。因为中国地大物博、人口众多，特别新疆地区地域辽阔，而大多数急性心肌梗死患者不可能转到千里之外的医院去进行治疗，所以普及推广工作非常需要。

我最早接触的介入治疗仅限于瓣膜病的治疗，瓣膜病和先天性心脏病的治疗要早于冠心病的支架置入治疗。我们医院的支架置入也是在国内外专家的支持下逐渐成长起来的：当时日本和美国的专家带着团队到我们院进行冠状动脉旁路移植（搭桥）手术和介入治疗的演示；国内以霍勇教授为代表的专家们（包括朱国英教授、贾国良教授、吕树铮教授等），都在早期阶段对我们新疆地区的

远期死亡率、减少并发症，给患者带来更多的获益；其中术后抗血小板药物治疗尤为重要。大量临床研究证实 PCI（经皮冠状动脉介入治疗）术后，尤其置入药物洗脱支架（DSE）后，给予阿司匹林和噻吩吡啶类药物，如氯吡格雷（波立维）或噻氯匹啶（抵克立得）的双联抗血小板治疗可有效预防近期、中期及晚期支架内血栓的形成，减少主要心血管不良事件

冠脉介入的启动和推进发挥了不可替代的作用。我是从1994—1995年在日本东京的日本大学留学，期间已经参加了介入治疗工作，但当时因为没有医师执照，仅能作为助手来参与介入治疗。回国以后我在1996年进行了第一例自己独立完成的介入支架置入手术——那时候还是裸金属支架的年代——那一例手术经历了比较长的手术过程，不过幸运的是，最后还是成功了。

新疆冠心病的介入治疗相比国内其他地区，起步并不算晚。在20世纪80年代中后期就开始引进冠状动脉造影技术，在1987年已经大规模开展。1994—1995年有了支架以后，介入治疗仅仅局限在乌鲁木齐地区的几家大型医院。经过20多年的发展，现在已经普及到各个地州，甚至有一部分县级医院也能够开展这项技术。我院冠心病的介入治疗是有一定基础的，因为我1983年毕业后就分在心导管室（当时我的老师找我谈话，问我能不能留下来，我同意了，而当时能开展的工作仅有右心导管检查和左心室造影检查）。从那以后我就见证着介入治疗的逐渐发展，这使我更深刻地体会到，从诊断走向治疗是介入心脏病学领域具有转折性、里程碑意义的事件。

践行规范化治疗，共创医患双赢

早期做介入治疗的时候，防护条件比现在差很多，一个手术室的人员包括医师、护士、技术员，铅衣都不能满足

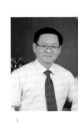

每人一件，有一些年轻的医师或者年轻的技术人员，就在没有铅衣的情况下进到导管室里。那时候X线的射线量比现在也远远要多，而且手术时间也长得多，所以当年这一代人确实是奉献了自己，可以说是在拿自己的生命来挽救患者的生命。

现在随着介入技术的发展，物质条件要好得多，但我们现在又面临着社会环境的新问题。患者确实存在很多的疑问，我们要及时跟患者沟通，取得家属和患者充分的理解，从患者的角度设身处地去为他们考虑，站在公平公正的立场上去做事。我想绝大多数的患者和家属都是通情达理的。有些患者对医师工作可能不太理解，有一些治疗可能沟通不到位，因而发生医患之间的矛盾纠纷甚至冲突，这可能是目前困扰我们介入医师的大难题。这就导致我们遇到患一些疑难、复杂病变的患者时，不敢放心大胆去开展和实施治疗，这样也势必会影响到患者的及时救治。在现阶段的大环境下，个人很难去完全扭转或者改变，但我们作为一个医师，必将尽到自己的责任，把我们自己的本职工作做好，尤为重要的是按照指南、规范去实施治疗。

对年轻的医师我们要给予更多的关注和关爱，不能以我们过去的经历来要求现在的医师，因为年轻一代的医师不是在我们当年那种艰苦的环境和条件下成长起来的。他们现在的学习曲线很短，经过几年培养以后就能够独立地开展介入

治疗工作。正是因为他们比我们少走了很多弯路，一些经验教训对他们来说还是欠缺的，所以经常需要我们提醒他们，让他们时刻牢记把患者的利益放到第一位，当出现一些问题时能够正确判断、及时处理，才能使患者转危为安。

结语

经过近些年的快速发展，冠心病介入治疗已经与药物治疗、冠脉搭桥手术并列成为冠心病三大主要治疗策略。对于冠心病的介入治疗，如果不用心去做、用脑去思考，很难做出一台完整和漂亮的手术，患者也无法得到及时的救治。作为一个冠脉介入医师，在目前形势下更加规范地去选择患者的适应证、甄选合适的患者来进行治疗可能更加重要。■

根据马依彤教授口述内容编辑整理

于波

哈尔滨医科大学附属第二医院　教授　主任医师　博士生导师

风雨兼程，厚积薄发

——黑龙江介入治疗 30 周年感悟

现担任哈医大二院心血管病医院院长兼心内科主任，教育部心肌缺血重点实验室主任。中华医学会心血管病学分会常务委员、兼结构性心脏病学组组长，中国医师协会心血管医师分会副会长及基层工作委员会主任委员，黑龙江省医学会心血管内科分会主任委员；《中华心血管病杂志》等十余部专业期刊编委。发表（通讯作者）SCI 文章 55 篇，总影响因子 216.76，单篇最高 15.34。

引言

我们医院最早在 1996 年开始做第一例 PCI（经皮冠状动脉介入治疗），后因并发症处理棘手而暂停了一段时间。1997 年我们邀请霍勇教授等专家帮我们做了 7 例，那时候我只是助手。1998 年我到日本国立循环器中心学习了 3 个月，在学习中我发现原来日本也有过 PCI 治疗死亡的病例，也有肾衰竭的患者。当年我在日本观察到一家医院两天做了四十余例 PCI，非常快、非常迅速，而且死亡率很低。我对这个技术又重新拥有了应用和推广的信心，一边抓紧时间看专业书籍，一边在手术台上细致地进行观察。三个月后我回到国内开展 PCI，这是我事业上的一个重要的转折。

黑龙江介入治疗的曲折发展之路

我们起步较晚，1998 年才真正开展

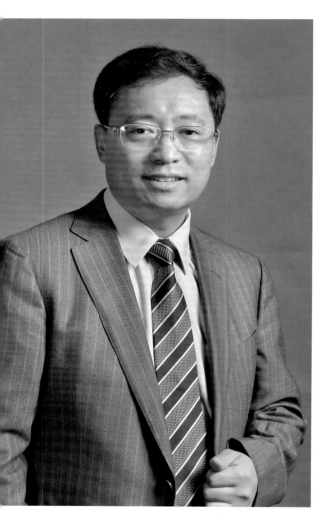

情危重，一般情况下较易同意进行治疗。最重要的是，急诊PCI能够帮助患者最大程度挽救心肌，改善患者的预后。其实我一直的理念就是专注急诊，我的原则是一定要让90%的患者就近治疗，理想的比例应该是95%。

黑龙江的心血管领域在几个老教授的带领下，在20世纪50年代、60年代处于全国领先水平。到20世纪70年代之后就逐渐滞后了，究其原因就是介入治疗的出现。特别是20世纪80年代全国陆续开展PCI之后，黑龙江的PCI技术落后于全国。后来经过大家的努力，我们逐渐赶上了全国介入发展的步伐。黑龙江整体心血管防治领域的基础还是比较好的，正是因为于维汉和傅世英教授等老一辈心血管领域专家作为最早的硕士生导师和博士生导师、培养了一大批优秀的人才，所以在人才储备上黑龙江是很充足的。

但是，俗话说"手巧不如家什妙"，因为设备条件不足，限制了黑龙江PCI的发展。要做PCI首先得有机器，这个是硬件指标。我们医院原来的机器很差，后来医院买了一台二手机器，我们才得以在这种艰苦的环境下开展这项技术。在黑龙江我们不是最早做PCI的，但是我们后来做得非常好，现在在黑龙江我们做的数量最多，手术难度也比较大。

同样，机器和设备逐渐到位后，黑龙江在短短的几年时间就走进全国的前列，特别是在数量上和质量上已经走到先进行列。这里有几个原因，首先是由于黑龙江

起PCI，1999年就做了92例，其中60多例是急诊病例。1999年之后我就开始帮助黑龙江省内很多地方逐渐开展PCI工作。那时候我在黑龙江走的医院比较多，我一直告诉大家一定要从急诊入手。为什么从急诊开始？因为急诊患者的病

充足的人才储备，其次是黑龙江的冠心病发病率要高于南方，再者就是我们在积极地跟全国同行进行交流，像霍勇教授等PCI的权威专家们对黑龙江省的心血管医师也给予了很大力度的技术支持。综合这些原因，我们PCI治疗逐渐壮大了。

规范化治疗是PCI发展的必经之路

我们国家的PCI发展速度是惊人的。从最开始的几十例逐渐发展到今天的四十余万例，这个数量还在快速地增长。这项技术确实给老百姓带来了一些好处。但它终归是一种技术，而且这种技术是有创的、存在风险，所以技术和药物的规范化尤为重要。

首先是药物的规范化治疗。介入医师对这种规范可能要比非介入医师还要在意和重视。因为PCI手术中我们置入了异物到体内，容易形成血栓。这就需要抗血小板药物的规范化使用，减少血栓形成、防止复发。提到抗血小板药物，我们第一个想到的就是阿司匹林，紧接着就是氯吡格雷（波立维）。这两个药物联合使用，形成双联抗血小板治疗。它是PCI术后疗效的重要保障，对PCI的发展功不可没，现在还继续有新的抗血小板药物出现。

其次的"功臣"就应该是调脂药物，调脂药物能保持斑块的长期稳定。除此之外，调整血压血糖的药物也在起作用，这些药物对于急性心肌梗死患者和稳定性冠心病患者的二级预防都有着非常重要的作用。我们现在的药物使用是比较规范的。但今后可能会有新药出现，怎样合理地配伍和权衡各种药物，我们应该仔细推敲。

PCI发展到现在，我认为技术已经不是最重要的，最重要的是综合治疗、精细化治疗和规范化治疗。规范化治疗肯定是最重要的。因为现在我们能做PCI的医院越来越多，并逐渐推广到县级医院，那么在全国范围内，这种规范肯定是最需要的。

攻克疑难技术，更好为患者服务

我们的PCI中心当时做起来是非常艰难的。因为没有机器也没有很好的技术，我们需要国内专家包括霍勇教授等帮助。这个帮扶在早期是非常重要的。在我院取得较大进步后，又同时积极帮助下级医院的医师。在2005年之后，我们黑龙江的很多医院都已经掌握并应用了这项技术。

其实黑龙江的困难并不来自技术，而是患者病变比较复杂，很多患者都是三支病变和闭塞合并在一起，这对我们提出了更高的挑战。我们必须要做优化，以攻克这些疑难病例；为了优化PCI治疗，引进了光学相干断层成像（OCT）。至今为止我们做了三千多例OCT。我们在这个领域也发表了三十几篇文章，影响因子10分以上的已经发了5篇。可以说，在这个领域，现在我们已处于世界领先水平。

我最大的感受就是，这些新技术的引

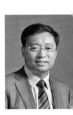

进能够改变我们做 PCI 的思维方式。数量对我们来说其实不太重要，重要的是能够综合应用一些高难技术去救治高危的患者，最终能够提高成功率、降低整体死亡率。我们最终的目的是救治更多的患者，同时能够让他们更健康地生活。

| 结语 | 我认为一项技术之所以如此繁荣的发展，在于它有内在的生命力。这30 年的 PCI 过程和 20 余年的支架置入过程，是一个不断完善和成熟的过程，也是介入领域不断创新和发展的过程；随着未来技术和药物的不断革新，可以预见 PCI 治疗发展历程会迎来新的高潮。■ |

根据于波教授口述内容编辑整理

李建平

北京大学第一医院　主任医师　教授

细节与整体并重，始终坚持以人为本

北京大学第一医院心血管病研究所副所长、心内科副主任。兼任中华医学会心血管病学分会动脉粥样硬化与冠心病学组委员，北京市心血管介入质量控制和改进中心专家委员会委员，冠心病介入诊疗培训基地培训教师；《中国医学前沿杂志（电子版）》编辑部主任，《中国介入心脏病学杂志》《中华老年多器官疾病杂志》等期刊编委，国内外专业期刊发表论文五十余篇。

引言

过去30年心脏介入技术的发展日新月异，从裸金属支架到药物洗脱支架，从单一抗栓药物治疗到多种新型抗凝、抗血小板药物的应用，从开始的少数几例介入手术发展到现在的广泛普及。现在，我们的技术已经达到国际先进水平，这离不开介入前辈们呕心沥血的开拓和付出。我们今天所取得的成绩，都是由于踩在了"巨人的肩膀上"。

我国介入技术三十年的发展传承——手把手，心连心

1984年，我国实施了第一例PCI（经皮冠状动脉介入治疗）手术，此后介入技术开始突飞猛进地发展。由起初的廖廖数例，到后来大规模普及；从几个人为交流介入技术而建立的青年论坛，到如今国内大大小小的学术会议……这30年，我们走了很远。

介入技术是一项挽救生命的技术，它

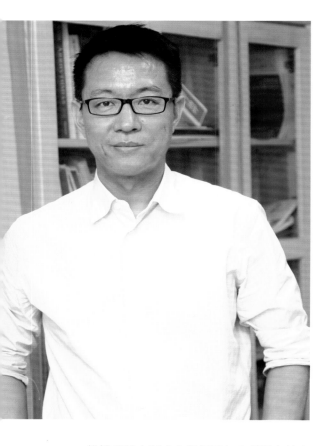

能够开通心梗（心肌梗死）患者阻塞的血管，明显减轻疼痛症状并且很好地改善预后。为了让这项技术真正地惠及百姓，使更多患者重获健康，老一辈的心血管教授们付出了巨大的心血。他们从零开始，不断学习总结、摸索借鉴，才使得中国介入技术渐渐地发展成熟。为了技术的传承，他们身体力行，毫无保留，"手把手"培养出了现在从事介入治疗的中坚力量。为此他们牺牲了很多，几乎把全部的精力都贡献给了中国介入心脏病学事业。

我的第一例介入手术就是被前辈们"搀扶"着完成的。那是在1997年，我还是研究生，我的博士生导师是朱国英教授。当时朱老师坐在操作间亲自指导，霍勇教授帮助我把着导丝，我负责球囊扩张、摆支架、送到病变部位、释放支架。当时自己的感受是非常神圣和自豪的，这是我终生难忘的一例手术。从青年到中年，我们这一代心内科医师中很多人直接或间接地接受了他们的教育，受到了他们的影响。现在，我们能够更好地发展和完善这项技术，取得如此的成就，其实是踩在了"巨人们的肩膀上"。

繁荣后的思考——不仅要关注细节，更要关注整体

进入21世纪后，中国介入技术迎来了重要的发展契机，但是问题也随之而来。国内的大量需求和介入从业人员素质的良莠不齐，限制了介入技术的规范化发展。2006年卫生部开展了全国心脏介入技术的规范化培训。包括人员培训、资质考核、资质界定等一系列举措相继出台，介入培训基地也相继成立。这项举措使介入技术得以较为规范地推广和普及，患者的健康得到了保障；其意义重大，可以说是中国介入历史的一座里程碑。

现在，我们的介入技术各个方面都较为成熟。无论是导管室设备、人员管理，还是器械和技术水平，都已经与国际接轨。但是患者的情况是千变万化的，我们需要全面地看问题，均衡地评估患者的病变和全身的状况，综合考虑、科学评估，才能

保证介入治疗的最佳效果，使好技术不被滥用。

做了这么多年介入医师，有一个患者我始终心怀愧疚，永远难忘。那是2005年，家属推着一个八十多岁患有阿尔茨海默病（老年痴呆症）的患者来找我。他身体各方面都还好，就是一走动就胸痛，以至于不能走路，需要靠服用硝酸甘油缓解。冠脉造影显示左主干前三叉病变，是非常复杂的病变，我们跟家属讨论起年龄以及手术的其他风险，最后决定做介入。那是一个很复杂的手术，做完了即刻的效果非常好，我当时还有一点自豪，很高兴。结果，患者出院后一个多月去世了，这使我很困惑。后来得知，原来患者能走路后，自己出走，找不到回来的路，失踪了两天后被发现死亡。对于一个左主干和前三叉病变的介入手术患者，术后药物治疗是非常关键的。阿尔茨海默病患者没有自行服药的能力，走失后，患者很可能是由于两三天吃不到药，产生支架型血栓而猝死。这是一个极端的病例，但对我的触动很大，也应该引起其他医师的重视。虽然在介入治疗在技术上没有问题，但我没有考虑到阿尔茨海默病患者能否坚持服药。结果治好了心脏的问题，却带来其他的问题，要了患者的命。

在冠心病治疗过程中相关的一些药物，特别是与介入治疗相关药物的进展，实际也为介入治疗的发展起到非常大的保驾护航的作用。接受介入治疗的患者首先是冠心病患者，所以对于冠心病的二级预防所有的药物和防治措施，对他们来说都是合适的，特别是有一些抗血栓的药物。

因为介入治疗本身是把"双刃剑"，它在给患者的血管机械性地创造一个通畅管腔的同时也带来相关的问题，特别是它可以激活血小板的凝血机制，有导致局部血栓形成的倾向。因此抗栓药物的进展，包括抗炎药物和抗血小板药物的进展，实际上起到一个很好的保障安全的作用。特别值得一提的是，在口服抗血小板药物领域，早期单纯使用阿司匹林到后来使用P2Y12受体拮抗剂——最早出现的氯吡格雷（波立维），应该是有革命意义的一个药物治疗举措。当然后期有其他新型的抗血小板药物，这些药物都是在探索怎样能更大程度地发挥抗血小板作用的过程中研发出来的，在这个过程中我们也一直在探索安全性和有效性的平衡。

我们不遗余力地倡导急性冠脉综合征（ACS）患者接受介入治疗，这是因为ACS病情凶险，而介入治疗可在最短时间内开通阻塞的血管，缓解症状并改善预后，带来的获益是毋庸置疑的。但在稳定性冠心病患者中实施介入治疗，需要综合考量、权衡利弊，一定不能仅仅盯住一个病变；我们需要充分评估这个病变的供血范围，判断是稳定性的还是不稳定性的，病变会产生多大影响，适合冠状动脉旁路移植（搭桥）还是置入支架。不仅如此，患者合并症的情况如何，肝肾功能如何；介入治疗将可能给患者带来哪些好处，可能带来哪些问题；患者以后能不能长期坚持服用双联抗血小板药物，患者是不是要马上接受一个相对紧急的外科手术……这些都是需要关注的问题。介入技术已经成熟，但如何科学地运用这项技术，使患者的获益最大化，是现阶段我们迫切需要解决的问题。从"关注病变细节"到"关注患者整体情况"，是未来介入治疗的发展方向之一。

做一个全面的介入医师——不仅要关注技术，更要关注人

想做一个优秀的介入医师，不仅要技术过硬，更需要具备全面的综合素质。第一，介入医师首先要是一个好的心血管医师，这就意味着要把心血管专科的基本功打好。基础的心脏查体、望触叩听，是不是都能掌握，是不是还能给学生去讲，能不能看懂超声心动图，会不会看胸片……第二，新的理论和技术不断涌现，介入医师需要不断学习和提高。不仅如此，患者并不是做完手术就痊愈了，药物治疗也是重要的一环。相关的药物种类繁多，怎样才能在保证手术效果的同时减少副作用？——唯有不断地学习和总结。

另外，要成为一个全面的介入医师，还要懂得关心患者、理解患者。只有医师跟患者充分沟通，患者才会对手术有更多的了解，对可能产生的痛苦有所准备。很多患者做完介入后，比做之前感觉还要难受。特别是有些稳定型心绞痛的患者，做完介入治疗后，会发生非常复杂的心理变化，严重地影响自身的心理健康和生活质量。我曾经见过这样的患者，做完治疗后竟不断骚扰医院的急救中心——事实上他并不是心脏又出了问题，而是心理出现了问题。所以医师要尽可能地给患者多一些术后沟通的时间，让介入治疗真正能达到效果。我们所关注的不应该仅仅是技术层面的东西，而应当真正去关注"人"，这就是所谓的人文关怀。医师是为守护人民健康和挽救患者生命而工作的，无论技术多么发达，也要坚持"以人为本"；无论我们走得多远，也不能忘了为什么出发。

结语　30年来，介入技术的广泛应用拯救了无数生命和家庭。为了保证这项技术带来的获益，我们应当更多关注患者的整体情况，而不是仅仅关注病变本身。全面的介入医师，不但要有娴熟的介入技术，还要熟谙专科知识，会用药，会沟通，设身处地为患者着想。"以人为本"乃医者之本，技术精湛切莫忘记初衷。■

根据李建平教授口述内容编辑整理

郭丽君

北京大学第三医院　主任医师　教授　博士生导师

无心插柳柳成荫

——我的介入成长之路

现任北京大学第三医院心内科副主任，北京大学第三医院中央党校院区副院长、综合内科主任。担任中华医学会心血管病学分会介入心脏病学组委员，《中国心血管病杂志》副主编，《中国介入心脏病学杂志》编委，已在国内外核心期刊上发表论文七十余篇，其中SCI文章8篇，参加编写专著十余部。

引言

我最早接触介入是在1986年，开始几年主要是做右心导管的工作，从1990年开始把方向转到冠脉（包括冠状动脉造影），到1992年以后主要从事冠脉介入工作。以我的年龄和资质来看，接触导管的时间还相对更早一点。经过这么多年的锤炼与成长，我进一步加深了对这份工作的热爱。

介入治疗——我无悔的选择

1992年我从首都医科大学附属北京安贞医院调到北医三院（北京大学第三医院），从那开始主要的工作就是冠脉介入。我们国家介入治疗病例数是从1990年以后才逐渐增多的，但是一直到1994年，全国的病例数都不是特别多。大概是1994年的时候我们在湖北召开了全国第一届关于冠脉介入方面的学术会议，那个时候我们各个医院主要是以研讨并发症为主。当时病例数并不是很多，可能一共不到130例；之后随着病例数量的增多，对这项技术的认识也在不断提高。

1995年在我读研究生的时候，不知道介入专业要接触到射线，就误打误撞

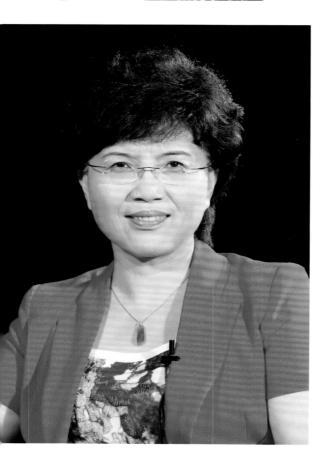

决问题。另外，PCI技术的无创特点使患者损伤小、恢复快，与冠状动脉旁路移植术（CABG）相比，这是它最大的一个优势。

去年有一位87岁的老先生，他平时有糖尿病，但身体状态是非常好的，只是最近3个月开始有胸痛，他每天坚持散步的习惯也无法维持了，老人非常纠结，也非常痛苦。来诊后我们为他进行了一些测试和检查，心电图提示心肌严重缺血，尤其是前壁，肾功能也处于临界状态。患者已经87岁了，有人建议他药物治疗会比较稳妥，但是老人自己要求更高的生活质量。应他的要求我们后来做了冠脉造影，发现他的右冠脉在第一曲折部有一处95%以上的狭窄、近乎是一个闭塞血管；回旋支严重钙化，主干到前降支的终端严重钙化；前降支的口部接近主干有高度狭窄，远端血管条件确实都挺好的，应该说如果不考虑年龄的因素，他是一个很好的CABG病例。但是老年人挺有自己的想法，根据患者的意愿我就跟家属和他自己商量。在取得患者的信任后我就对他分两步进行治疗，第一步我们把右冠脉处理好，缓解一些心绞痛，但是走快的时候仍然还有症状；接下来我们又把左冠脉病变也处理了。术后患者能够恢复到原来的运动量，非常高兴。我想尽管患者年龄很大，出现并发症的概率很高，但若想获得比较理想的疗效，首先要与患者进行充分沟通，得到患者的信任，其次就是要给他制订一个很好的策略，再有是要承担风险和负起责任，使患者尽可能达到最好的结果。

入了这个行业。应该说我很幸运，我很喜欢这份工作，即使有射线损伤的可能，我也没有后悔。尽管我是女同志，但是一直没有太担心，甚至在结婚生子之前，就开始接触这方面的工作，后来整个身体状况也没有受到明显影响，包括下一代也没有受到影响（我的孩子也比较优秀）。一开始接触介入工作就很喜欢，经过治疗后患者的症状会立竿见影地得到解决，所以在早期觉得这项工作是相当有成就感的，确实能够为患者解

向大师致敬——不忘朱国英教授的教诲

北医三院属于综合医院，心内科的床位数也不是很多，这几年从病例数量上来说，我们在国内属于比较少的，目前每年仍然在一千例左右；但有意义的手术或者印象深刻的手术还是有很多的。有一次我记得在放置左冠脉支架时，左主干发生夹层，那时候非常紧张，我在台上浑身发抖，就使劲用腿往地上用力，尽量控制自己颤抖。很幸运最后我们完成了支架放置，没给患者造成严重的后果，整个结果还是很满意。

我经常跟科里的医师讲，也经常告诫我自己，任何一个简单的手术，都要把它当成复杂的手术，不要把手术当成是很容易的操作。所以每一次的手术都要做最坏的打算，然后有足够的心理准备。所以到目前为止，我仍然是每一例手术前都要仔细看一遍影像检查、考虑患者可能会出现什么样的并发症，以及考虑一旦要出现并发症，我个人以及团队有没有解决这种并发症的能力。有时候我们到基层医院去做手术也是如此，因为手术的顺利完成，本身就依靠集体的力量，我们术者虽然起主要作用，但是在有些并发症真正发生的时候，对并发症的处理需要集体的参与和智慧。

在此，不得不提我从医历程中十分景仰的一位前辈——朱国英教授。虽然我没有直接跟随朱国英教授学习过，但是她有很多为患者着想和服务的理念，以及在行医过程中体现出的责任心；这让我非常敬重她。如果要有人问我，从事介入工作对你影响最深的是什么？那就是领悟了朱国英教授的一句话，她曾说，介入这个工作是用脑子"做"的，而不是用手做的。当时我非常不理解，认为明明是用手做嘛，很容易……其实我当时只知皮毛，不知里边很多深层次的内涵。幸运的是，到目前为止我觉得这句话我已经理解了。第一，若说我们做手术是用脑子"做"，是因为手只是在帮助我们完成，实际是大脑在传达任务。第二，是要给患者制订一个完善的技术策略，患者是否需要支架以及治疗后的获益是什么，我们需要综合考虑。第三，介入医师要敢于承担责任，但是不要冒险。第四，就是要学会跟患者沟通，这一点也非常重要，要让患者充分地信任你。

药物治疗——完整的介入治疗不可分割的一部分

药物治疗其实跟手术治疗是密不可分的，特别是介入治疗，介入治疗完成后的二级预防非常重要。因为动脉粥样硬化疾病本身是一个不断发展的疾病，支架并不能控制动脉粥样硬化性疾病的进展，甚至还可能加速疾病进展。支架作为异物放置在血管壁，具有很大的形成血栓的风险，所以抗血小板治疗是非常重要的环节。抗血小板治疗伴随着支架治疗技术不断发展和成熟，刚开始主要是阿司匹林和华法林。华法林本身抗凝效果较好，但是个体差异太大，疗效不稳定，需要经常抽血以确定治疗效果和评估出血风险。到了1997年，临床才把华法林更换成噻氯匹定（抵克立得），大约一年后氯吡格雷（波立维）进入

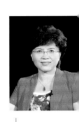

无心插柳柳成荫——我的介入成长之路

临床。波立维的出现确实使抗血小板治疗逐渐演变得相对安全和简化。抵克立得最大的副作用是白细胞减少，而波立维在这方面的副作用非常少见，是相对安全有效的抗血小板药物。

另外，其他药物也很重要，包括他汀类药物，目前他汀主要作为降脂药物而被临床广泛使用。调脂药物可能涉及多种治疗机制和环节，应该把它作为一个抗动脉粥样硬化的药物——因为无论是基础研究还是临床研究，或是从流行病学的观察性研究来看，他汀类药物可能对控制动脉粥样硬化的进展，甚至对于逆转动脉粥样硬化的过程，都会有一定的作用。

结语

未来介入治疗的手术量一定会增长，而且增长的速率还会很快。尽管美国等一些西方国家已经开始迎接心血管疾病发病率下降的拐点，但是我国冠心病的发病率仍处在上升阶段。我国医保政策正在逐渐调整，随着医保覆盖面不断扩大，个人负担的部分更少一些，患者对介入手术的接受程度会更高，未来手术量还会大幅增加。我相信介入治疗的未来发展会更加坚实和繁荣。■

根据郭丽君教授口述内容编辑整理

何奔

上海交通大学医学院附属仁济医院　主任医师　教授　博士生导师

数历寒暑，情洒浦江
——致硕果累累的介入发展 30 周年

现任上海交通大学医学院附属仁济医院心内科主任，上海交通大学心血管病研究所副所长。中华医学会心血管病学分会委员，中国医师协会心血管内科医师分会常委，海峡两岸医药卫生交流协会心血管专业委员会副主任委员，美国心脏病学院院士（FACC）。《国际心血管病杂志》《国际循环杂志》等多家专业学术期刊编委。迄今以第一作者或通讯作者身份在国际性 SCI 期刊发表学术论文五十余篇，总影响因子 200分以上，编写大型学术专著二十余部。获 2014 年度首届中国十大口碑医生荣誉。

引言

1984 年西安第四军医大学的郑笑莲教授，在我国开展了第一例经皮冠状动脉介入治疗（PCI）手术，开创了我国冠状动脉介入手术的新纪元。在那样一种状态下，那样艰苦的条件下，老一辈的这种艰苦创业的精神，值得我们学习。更重要的是这项技术的发展，改变了整个冠心病的治疗模式，也使患者获益。

介入三十年：药物与技术同步发展

在 20 世纪 80 年代甚至 90 代初期，如果患者患有急性冠状动脉综合征（ACS）——当时国内还没有 ACS 这个概念——比如说出现急性心肌梗死（心梗），或者是不稳定型心绞痛，或者是非 Q 波心梗，那么可能就是患者冠状动脉阻塞了。但那时没有什么手段，主要是抗凝治疗给患者静脉滴注普通肝素，没有球囊扩张的概念。国际上在 20 世纪 70 年代末期，已经有了球

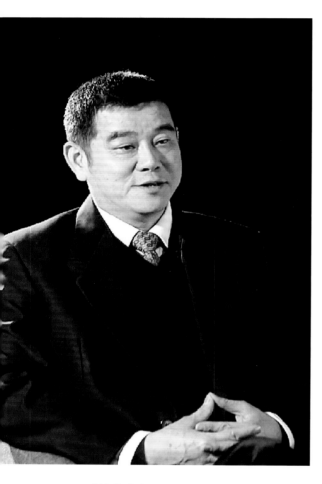

囊扩张治疗 ACS 的概念。

到 20 世纪 90 年代中后期，冠脉介入手术得到了迅速的发展，主要的变化体现在以下几个方面。

第一个是支架，到 1989 年左右出现支架。当时英国医师发明了自膨胀的支架，之后美国也发明了球囊扩张的支架。如果只做球囊扩张，接下来血管可能会发生急性闭塞，所以即使手术结束了，回去也睡不着觉。因为 24 小时内患者发生急性闭

塞率为 20%～30%，所以医师做完手术回家，当晚是睡不着觉的——哪怕一天只做一台手术。在这种情况下，支架的发明主要是为了解决这个问题。

第二大变化就是支架放完以后，不仅仅能够预防急性闭塞，也有降低再狭窄的作用。但是降低再狭窄的作用很有限，假如说当时球囊扩张术后有 30%～40% 的再狭窄率，支架也有 20%～30% 的再狭窄率，这是什么原因呢？研究发现支架把血管扩张以后，防止血管的弹性回缩这部分问题解决了，但是内膜增生这方面问题并没有解决。又过了十年，大概就是 2000 年前后开始有药物洗脱支架（DES）。

还有一个最主要的变化就是抗血小板药物，主要是阿司匹林和腺苷二磷酸（ADP）受体拮抗剂，而 ADP 受体拮抗剂的出现是一个里程碑。后来又发展到氯吡格雷，氯吡格雷的出现有主要两个重要的因素，一是噻氯匹定（抵克立得）本身会引起白细胞减少；二是跟抵克立得相比，抵克立得即使剂量增加，血小板也不可能马上受到抑制。而氯吡格雷随着负荷量的增加，可以快速抑制血小板，比如 600mg 可以在两小时内抑制 70%～80%。所以对一些急诊的患者，血小板能够快速地抑制，这也是非常重要的一个里程碑式的发展。

介入三十年：数量与质量双指标稳步推进

1988 年我开始接触 PCI，但是真正独立开展是在 20 世纪 90 年代，那个时候开展的还不是冠脉介入，直到 1996 年开始自

己做第一个支架手术。仁济医院是中国最早的西医医院，而且仁济医院的老前辈们在心血管领域作出了非常辉煌的贡献。仁济医院最大的贡献主要在电生理方面：国内第一例直流电消融治疗手术、第一例射频治疗手术，都是由仁济医院黄定九、陈润芬教授开展的。1990年我来仁济医院以后，在前主任王彬尧教授的带领下，我院的冠脉介入治疗也逐渐发展起来。王彬尧教授从美国学习回来以后，把冠脉介入开展得有声有色。

我从2003年起在仁济医院做心内科主任。这几年最重要的一个发展，就是在追求PCI数量的同时，在质量方面也在不断提升。2003年的时候我们一年做两百多例PCI，现在我们一年做一千五百多例PCI，这是一个数量的发展；更重要的，是质量的优化。PCI的"优质"依赖更先进的工作策略和方法：我们挽救了大量患者的同时，也开展一些开创性的工作，包括开展了一些评价心肌再灌注水平的新方法，从而进一步优化和提高急性心肌梗死的抢救水平。

我们整个团队做了很多的工作，有一些成果在国际上也是有一定地位的。其中我认为最重要的，是治疗和预防的提前。对那些顽固性的心绞痛患者，以前根本没有办法，一点措施都没有；在这种形式下，医师会感到很无奈。现在有了介入的技术，我们不仅能够更早地干预患者，在介入治疗的同时再辅以药物治疗，两者结合可以给患者带来新生。

对于急性心肌梗死患者的抢救，以前没有介入的时候，我们会让患者躺在

床上半个月不敢动，甚至十天八天不敢让患者下床小便；现在介入手术完成后第二天就可以下地了，第三天就看他在街上走了，属于完全革命性的变化。对于无并发症的早期接受再灌注治疗患者，术后恢复得非常快，极大提升了床位的使用率、医务人员的成就感以及患者和家属的满意度。

未来发展方向：发挥介入优势，强化疾病综合管理

我们年轻的时候，在新技术发展的契机下，有机会到国外学习，能够更快地成长；回来以后倾心尽力地推广，又能够更好地带动整个团队，一直往前走。不仅是改变了患者的命运，也改变了我们每个介入医师的人生态度——我是一个有价值的医师，能够通过技术使患者获益。作为内科医师，以前单纯药物治疗总会遇到"瓶颈"，并不是说单纯药物治疗没有优化的空间，而是介入技术的发展，给我们医师带来了机遇。对所有人都是一样，药物与技术"强强结合"的综合管理将会显著提升治疗效果。

我非常荣幸能够跟着中国介入心脏病学的发展一起成长。我觉得我们更应该注意到，我们不仅仅是介入的医师，我们首先是一个内科医师，是一个心脏科的医师。除了关注介入以外，也需要关注整个心血管疾病的防治以及药物治疗的优化，还有教学和科研方面等。

其实30年弹指一挥很快，技术与器械的发展突飞猛进，几年就会发生概念的

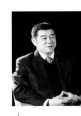

数历寒暑，
——致硕果累累的介入发展30周年
情洒浦江

99

更新。可降解支架、3D 技术、机器人手术，相信会带来革命性的变化。同时需要研究支架置入术的术后药物应用，术后药物是不是可以不服用，特别是抗血小板药能否无需强制性服用——目前还须因为担心一些问题如万一患者发生严重的消化道出血而考虑停药……这些改进都是我们所期待的，当然以后如果能够发明一种类似血管清洁剂的产品，就像家里用的吸尘器一样，放在血管里面，哪块有沉积，自动"游"过去清理，医生将会工作得更加高效，患者也会得到更多的获益。

结语	我人生大部分的时间是在上海度过的（已经 25 年），一位上海的老领导曾为我题词——事业卓越历寒暑，情洒浦江利他人。我觉得这是一份非常珍贵的礼物。并且，我已以此作为我的座右铭，今后希望能立足上海、面向全国，为中国的患者、中国的介入心脏病学事业、中国的心血管事业，作出自己的贡献——这是我最大的愿望。■

根据何奔教授口述内容编辑整理

杜志民

中山大学附属第一医院　主任医师　教授　研究生导师

心脏介入治疗，得遇卿乃吾之幸

现任中山大学附属第一医院心血管医学部副主任，心血管介入内科主任。中国医师协会心血管内科医师分会常委，中华医学健康国际交流促进会心血管病学分会常委，中国老年医学会心血管病学分会增强型体外反搏（EECP）专业委员会主任委员等。担任《中国介入心脏病学杂志》《中国心血管杂志》《岭南心血管病学杂志》《国际心血管病杂志》等多部期刊编委。先后承担或参与国家"九五""十五""十一五"科技攻关项目、国家科学技术委员会自然基金项目研究，发表或合作发表论文一百余篇。

引言

转眼间，中国心脏介入技术已经开展三十年了，回忆往事，有很多感触。在上学读书的时候并不知道自己将来当医师是做什么科，起初喜欢眼科，结果阴差阳错地进了内科，喜欢上了心脏介入。随后一发不可收，从1988年做到现在，几乎没有一刻停歇，也有幸见证到了这个行业的发展。

从零开始建立中山大学心脏介入学科

1985年左右，我在内科第一次了解到冠脉造影术和导管术，感觉很神奇。当时还不知道有经皮腔内冠状动脉成形术，也不知道能做所谓的PCI（经皮冠状动脉介入治疗）。自己看了一些书以后，就认定这是自己将来要去努力的方向。1988年，怀着学习心导管技术的想法，我去了法国一家非常有名的心脏专科医院学习，见到了很多著名的外科医师，看到很多精彩的病

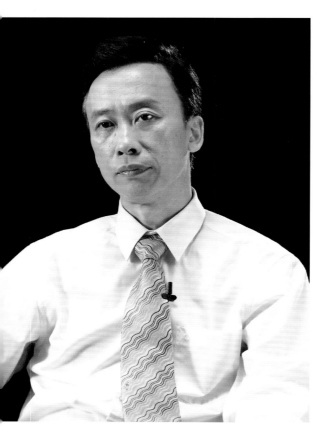

例，可以说耳目一新。这个医院在冠心病的处理、瓣膜病的处理以及心脏移植方面都开展得很好。那时，他们已经有 6 个导管室，手术的安排与管理都很规范，每年在这个医院接受血管成形术的患者已经接近一千例。而 1991 年我回国后，听说国内总共只完成了 300 例手术——这也反映出当时国内和国外的差距还是很大的。

回国后，我们开始着手准备建立中山大学附属第一医院的导管室。首先要解决的是经费问题，心导管 X 光机大概要一千万元人民币——要说服医院买这个机器很不容易，既不能让医院承担很大的经济负担，又要保证学科的健康发展。结果，好不容易有了机器，又要找地方安装机器，医院下决心把一个招待所腾出来给我们安装心导管机。正在考虑装修方案的时候，这个地方又被医院新买的磁共振设备给占了，变成了一个磁共振的检查室。我们又熬了一段时间，才终于用上了一楼底层的一间房屋。走进这个最初的导管室时，有种走进地下室或者是防空洞的感觉，不过好在我们的工作可以开展了。整个起步过程还算顺利和规范，首先就是例数逐年增加；其次，我们手术的安全性比较高，很多年没有出现一例患者的死亡；再有，就是人员队伍的培养，不仅是本院的医师，还有来进修的医师，在这学习过程中大家也是教学相长。

在一个老的大学里，开展一个新的技术不是很容易。为了确保安全，每一个患者我们都全科会诊，讨论到底需不需要干预，需不需要造影，需不需要去开通血管；审查过程非常严格，大家都非常谨慎。就这样，从 1994 年开始，心脏介入学科在中山大学逐渐规范和发展壮大起来。

积跬步以至千里

刚开始的时候，由于经验不足，对于特殊的病例大家会有不同的意见。但后来经过不断学习和总结，我们的意见又趋于统一，这就是一个螺旋上升的提高过程。例如，对于慢性完全性闭塞血管病变需不需要把血管开通这一问题，1995 年左右的时候大家的争论很大。血管完全或者是次完全闭塞三个月以内的患者，我们大都认为开通后能显著获益。但是时间再长一点的，例如一年以上，是否需要去干预就存在分歧了。起初有一些专家认为，血管闭塞如果是超过一定的时间再开通，和不开通的效果是一样的。后来这种患者越来越多，我们发现，开通血管后并没有带来非常严重的不良事件，而如果不开通的话，患者较容易发生心源性休克，或者发生比较严重的心肌梗死、心力衰竭。后来，通过不断尝试和总结，我们发现开通闭塞血管，对其他的有风险的冠脉会起到保护作用，也会减轻缺血状况。所以从 1996 年开始，我们对完全闭塞的病变已经作为常规治疗处理。

还有的患者情况棘手，需要反复处理。我印象最深的是我们医院的一个外科医师，他有一次出差开会时觉得胸闷，冠脉造影显示右侧冠状动脉完全闭塞、前降支完全闭塞，仅有的回旋支还有两个非常严重的狭窄，已经几乎处于缺血性心肌病的状况了。他自己主动要求先尝试介入，不行再考虑搭桥。我们先将闭塞的右侧冠状动脉开通，然后又把回旋支连续的两个病变开通，最后尝试开通完全闭塞的前降支但没有成功。之后我们先后尝试了 5 次介入手术，都未能将前降支血管开通。这个患者一直处于两条血管开通、一条血管完全闭塞的状态，可以正常工作。过了 10 多年，他又出现心动过速。检查发现冠脉又出现新的弥散性病变和钙化，尝试搭桥后，桥血管很快又闭塞了，半年来一直在住院和抢救。不得已，我们第六次尝试开通他的前降支血管，终于成功了。两年来，这个患者状况一直比较稳定。

不积跬步，无以至千里。很多经验只能在实践中慢慢摸索才能得到，介入治疗也同样如此。中国介入事业从无到有、从青涩到成熟，都是靠一台台手术一点点积累而成。如果不愿尝试，就会永远止步不前。很多情况下也只有不断地尝试，锲而不舍，才会更好地发掘自己的潜力和这项技术的价值。

介入心脏病学是一门"内外兼修"的学科

我们知道，内科医师和外科医师有很大的区别：内科医师诊断很多都靠推测，他们采用的通常是间接证据；而外科医师对疾病认识得更加清楚，他们可以直观地或通过影像资料看到病变。所以在病例讨论的时候，内科医师可能会有很多可疑的诊断，外科医师通常诊断比较明确，他们讨论的更多是治疗的方法。

心脏介入是一门特殊的学科，它结合了两者的特征。首先，它结合了内科医师理论推测的优势。介入医师首先是一名心脏专科医师，需要掌握相关基础知识，除了介入治疗外，还需要结合患者不同的临床特点，全面地考虑药物治疗等方面。同时，冠脉造影技术又使它具备外科医师利用影像学诊断来清晰地评估和治疗的优势。此外，介入治疗还有自己的特点，对于复杂、高风险的病变，经过治疗后，危险可以很快地得到解除，但是长期的预后情况无法确定，只能慢慢等待。每个从事介入的医师都会感到这个工作很有挑战性和吸

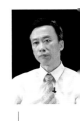

103

引力，因为每个病例都不一样，每个处理的过程都有特别的地方，不同的情况有不同的处理方法，既可发挥又有章可循；就像足球比赛很吸引观众一样，介入心脏病学的手术也吸引着参与者。

介入医师跟普通心血管医师没有太大差别，如果有一点不同就是要有一定的牺牲精神。由于接触射线时间长、放射量大，介入医师容易疲劳乏力，严重的可能会有皮炎、白细胞减少等等。其次，和普通的医师相比我们可能会更忙一些，这么多年我们中午都不休息，从早上一直做到晚上。有的医师还要做急诊 PCI，晚上回到家里，接到电话又要回到医院。我从事介入工作二十年，仅在院内完成的例数便将近五千台。

我们的手术大概有 50% 是比较顺利的，45% 经过努力以后能够解决问题，剩下的 5% 做完手术以后可能没能达到治疗目标。我们选择适应证的时候必须要掌握一个平衡，应该选择成功率高、患者生命风险小的病例去做，而不应该选择成功率低、风险高或可能导致患者生命危险的病例去做。虽然可能通过努力会使这台手术成功，但患者的风险同样可能增加，这时候不妨先停下来，等一等，看一看，以后再做评估。我们是医师，应当将患者的生命置于最高的位置。

结语　从全球的发展来看，今年应该是心血管介入治疗发展的第三十七年。心脏介入以后会向着更加安全、简便，创伤小，疗效维持时间长的方向发展。对于介入治疗，经验的分享特别是失败经验的分享是很重要的。对失败的病例了解得越多，成功的机会就会越多。并且了解前人走过的路，对年轻医师也很有帮助。能够有机会从事心血管介入工作，是我的荣幸。■

根据杜志民教授口述内容编辑整理

袁祖贻

西安交通大学医学院第一附属医院　主任医师　教授　博士生导师

中国心脏介入，变革中的 30 年

现任西安交通大学医学院第一附属医院副院长、心血管内科主任，心血管病医院院长，西安交通大学内科学系副主任。兼任中华医学会心血管病学分会介入心脏病学组委员，中国医师协会心血管内科医师分会常委。《中国分子心脏病学杂志》副主编，《中国介入心脏病学杂志》等多部核心期刊编委。发表论文百余篇，约半数被 SCI 收录，主编、参编专著 8 部。

引言

中国第一例经皮冠状动脉介入治疗（PCI）是在 1984 年完成的。对于我们"冠脉人"来讲，这是一件划时代的大事。以后的 30 年，中国介入大步向前：技术在进步，器械在完善，例数在增长。我们介入医师的生活也在发生变化。这 30 年，用两个字描述就是：变革。能身处这场变革之中，为中国冠脉介入事业的发展付出自己的努力，我感到很幸运。

冠脉介入技术和药物的变革——更有效、更安全

在过去的 30 年中，介入治疗器械的变革、技术的变革、药物的变革都从不同的侧面推动着冠脉介入事业的发展。

器械的改进是冠脉介入得以快速发展的基础。最早的时候，介入治疗只是简单的球囊扩张；支架的出现为心脏介入治疗打开了新的思路。由于裸金属支架发生再狭窄概率高，药物洗脱支架的出现很好地解决了再狭窄的问题。再往后，钢丝球囊、旋磨仪等先进器械的出现，极大地改善了冠脉介入治疗的效果，特别是远期效果得

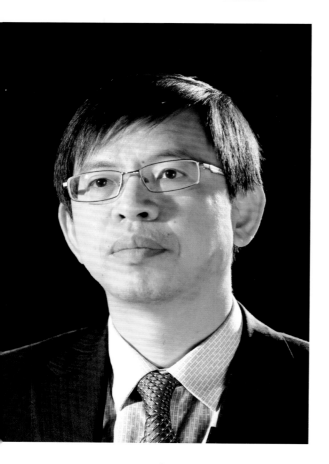

图像清晰，使用便捷，辐射量也小。血管内超声、光学相干断层成像等更为先进的显影技术的出现，使我们能够更为清晰地观察到血管解剖学结构，大大提高了介入治疗的成功率。在先进器械和技术的应用上，中国发展始终与国际进程紧密衔接。

药物的革新是经皮冠脉介入治疗（PCI）疗效和安全性的重要保障。最早的时候，冠脉介入术后抗栓治疗是跟不上的。20世纪90年代初，除了阿司匹林和肝素，没有其他的抗栓药物，所以PCI的术后疗效很难得到保证。噻氯匹定（抵克立得）的出现较大地改善了这种情况，固然抗栓疗效明显，但它同时也存在严重的不良反应。直到ADP受体拮抗剂氯吡格雷（波立维）的出现，PCI的抗栓治疗才算真正地走上正轨。双联抗血小板药物的广泛应用，保证了患者的安全，也使住院时间明显缩短。PCI慢慢转变为常规手术，很多医院均能独立开展。

冠心病治疗理念的变革——择期 PCI *vs.* 急诊 PCI

PCI的出现不但对于广大的冠心病患者是很大的福音，也颠覆了过去对冠心病的治疗理念。在20世纪90年代初，对于急性心肌梗死患者或者是不稳定型心绞痛患者，我们基本上都采用保守的药物治疗，最早时甚至连溶栓治疗都没有，医师守着患者束手无策，能否挺过去都是靠患者自身。后来，冠脉介入技术的发展挽救了很多患者的生命。当时没有急诊PCI的概念，

到了很好的保障。

30年来，造影技术的发展也令人叹为观止。20世纪80年代中期的造影设备非常老旧，就是普通的曝光机。造影时，专门有人快速地插片子、起片子，当时一秒钟能曝光六张片子已经是非常快了。由于需要放射科和心内科的多人同时协作，完成冠脉造影还是较为复杂的事情。最早的对比剂浓度高且黏稠，在做右冠造影的时候，患者容易由于缺血而出现不良反应。现在的技术，造影设备都是数字减影机，

急性心肌梗死患者送来后，首先溶栓治疗，稳定一段时间后，择期再做冠状动脉造影和 PCI。这个治疗理念在很长时间内深入人心。

随着 PCI 技术的成熟，我们的观念也在发生变化。急性心肌梗死成为了 PCI 最重要的适应证。我们认识到了时间就是心肌，心肌就是生命。越来越多的医院设立了急诊 PCI 和急性心梗"绿色通道"。患者的思想也在发生变化，对 PCI 的接受度也在提高。很多人知道急性心梗的抢救要放支架，而且也有能力负担这个手术费用。现在，急性心梗患者一来到医院立即要做 PCI。像我们医院，急性心梗患者接受急诊 PCI 的比例在 95% 以上。

冠心病诊治大环境的变革——政策支持助力发展

西安是中国 PCI 的发源地之一，在全国应该也是走得比较快的。我们医院在 2000 年之前，PCI 一年可能就几十例。2004 年时可以达到两三百例。2005 年以后，例数开始快速增长，基本上每年翻一番。去年（2013 年），我们完成了 3500 例 PCI。应该说，我们医院的发展过程其实就是全国心脏介入技术发展过程的缩影。

中国 PCI 在 30 年间能有这么快的发展，一方面是由于人们生活条件的改善，冠心病的发病率大幅上升，冠心病患病人数呈现井喷式的增长；一方面也得益于国家对于心脏介入技术的政策支持。早期做 PCI 的成本很高，动辄几万块钱。普通老百姓大多无法承担，很多人由于经济问题不得不放弃治疗。在这种情况下，国家出台政策，使医保覆盖了心脏介入诊疗。再加上国产支架投入市场，使得很多患者有经济能力可以接受介入治疗。此外，卫生部（现称卫计委）对 PCI 的推广普及和规范化管理做了很多工作，包括建立心脏介入治疗医疗机构准入制度、建立规范化培训基地、建立全国心脏介入诊疗质控体系和指标监控制度以及病例注册系统、设置专门管理机构、制定和完善相关指南等等。正是有了国家的大力扶持，才使得 PCI 技术迅速普及并较为规范化地发展。

当然，现在全国的心脏介入发展还不是很均衡。以我们医院为例，我们的患者很多来自周边省市，比如山西、河南、甘肃等地。陕西人口数量只有 3800 万，但我们做的例数在全国都是领先的。而且病例大多集中在大医院，有统计数据显示，陕西心脏介入例数最多的前三家医院的例数总和，超过了全省病例数的 60%。可见，对于这项技术的深入推广，我们还有很长的路要走。

心内科医师生活方式的变化——痛并快乐着

在 PCI 技术飞速发展的大时代中，我们心内科医师的生活方式也出现了很多变化。传统的心内科医师不用动手，只需用药。介入治疗出现后，我们成了心内、心外跨界医师。除了之前的内科医师要做的工作，又增加了很大的工作量——手术，心内科医师比原来更忙、更累了。

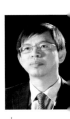

PCI 发展早期，由于术后抗栓药物品种缺乏、副作用大，患者从手术室出来直接被推进心脏重症监护室（CCU）。经验丰富的主治医师 24 小时不间断地守患者，一边监测活化凝血时间（ACT），一边担心球囊扩张的血管急性闭塞，感觉时刻都要大敌当前似的。"双抗"（双联抗血小板）治疗出现后，患者的安全得到了保障，也不需要进 CCU 了，我们才算松一口气。到了 2005、2006 年，病例数特别多，大家经常是 8 点半进了手术室，出来时就是后半夜，今天到底是晴天还是下雨都不知道。不仅如此，心内科的医师和外科医师一样，也要出急诊。半夜、节假日、周末，电话随时都有可能打过来。

我们经常感叹，时间去哪里了？我们的答案是，时间去导管室了，时间都去手术台上了。我自己都不记得什么时候带儿子去逛过公园，什么时候陪妻子去转过商店——我的生活已经基本上被工作替代了。走上介入人生 20 多年，非常对不起家人。痛苦，但因为有这份成就感，而快乐着。

结语

虽然 30 年来我国 PCI 的进步非常快，但需要做的还有很多。比如说我们长期以来原创技术、器械和药物缺乏，主要是追随国外。这项技术的真正繁荣需要产、学、研的有机结合，我们需要有自己的技术和药物。其次，我们的病例数量很多，但如何将数量转化为数据来用于科研呢？在大数据时代，技术的优化离不开数据。增加了数据，也就增加了在国际上的话语权。这都是我们需要更加努力的方向。■

根据袁祖贻教授口述内容编辑整理

李国庆

新疆自治区人民医院　主任医师　教授

介入治疗 30 年——从内科到外科的角色转换

　　新疆自治区人民医院心血管内科主任、高血压科主任，中华医学会新疆心电生理和起搏分会副主任委员，中华医学会新疆内科学分会常委，中华医学会心血管病学分会第七届委员会心律失常组委员，中国医师协会心血管内科医师分会委员，新疆介入心脏病学培训中心副主任委员。《中华心律失常学杂志》《中国实用内科杂志》《医学文摘（英文版）》《新疆医学》等期刊编委。在心血管核心期刊上发表论文 25 篇。

引言

　　新疆是一个比较偏远的地区，以前交通不是很发达，所以也迫使新疆的医师自身在介入方面有所作为。最早是 1988 年第一例使用起搏器，到了 1993 年的时候开展射频消融治疗，支架置入应该是 1996 年以后慢慢开展起来的。新疆地域宽广，每个地区离乌鲁木齐市都很远，每个地区都有患者需要介入治疗，所以当时有很多医师（包括新疆医学院和自治区人民医院的医师）奔走于各个地区，孜孜不倦地推广介入技术。

独具特色的新疆介入治疗发展之路

　　1993—1994 年起搏器植入手术比较多，当时到新疆各地去做起搏器的植入手术，每年都要办很多的学习班。之后射频消融技术逐渐成熟，我记得当时拿

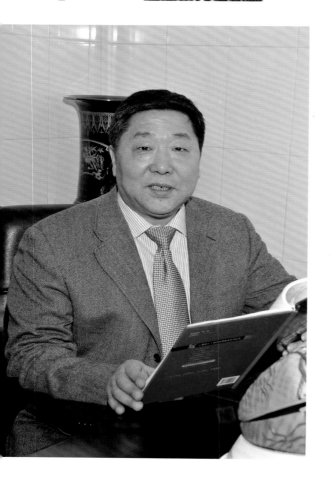

球囊上面的，所以在没有支架置入的情况下，急性闭塞是比较多见的。然后在应用裸支架的过程中，发现再狭窄率比较高。此后药物洗脱支架出现，新疆在2003年将其引进，药物洗脱支架是支架发展的一个里程碑，对冠脉介入治疗的快速发展有一定的推进作用。

在2007年我们新疆发生了一个概念性的转变，就是开始大规模地做经桡动脉入路的冠脉造影和PCI（经皮冠状动脉介入治疗）。采用桡动脉的路径进行介入治疗优势非常明显，第一个是并发症减少了，尤其是股动脉血肿的并发症减少了；第二个是患者的舒适度增加了；第三个是医师的工作强度降低了，以前做股动脉都要压迫，现在不用压迫，打个绷带就行了；第四就是护士工作强度也降低了。经桡动脉穿刺介入治疗以后的患者，很难再接受股动脉路径治疗，因为躺一天很困难，患者更乐意接受桡动脉介入治疗。不夸张地说，经桡动脉进行介入治疗是PCI发展非常重要的里程碑之一。

介入发展的基础：器械、药物、人，缺一不可

现在的心内科医师，用介入的方法去治疗心律失常、冠心病和先天性心脏病的患者，优点在于创伤小、患者痛苦少、治疗的成功率也很高；介入医师的整体治疗水平迈上了一个很高的台阶。在没有介入的年代，疑难病例讨论非常多；自从介入技术开展以后，疑难病例

了一台机器装在车上，在全疆各地医院里开展射频消融手术。当时开展射频消融术对我们来说是比较自豪的，因为凭借这一手段，以前我们治不好的疾病当下就能够治愈。

射频消融术之后的技术革新高潮就是冠心病介入治疗。从1996—1998年在新疆逐渐推广，在2000年以后慢慢就开始普及了，到2002年以后介入治疗在全疆各地都开展起来了。那时候支架是连在

讨论少了，因为通过一次简单的造影就能解决问题。

心内科医师由于介入诊断治疗的引进，自豪感增强了，因为治疗的范围增宽了。比如说在20世纪70年代的时候，外科医师的治疗范围很宽，但是心内科的治疗范围相对比较窄，因为很多疾病也没有适合的治疗方法。但随着介入技术引入到心内科，对心内科医师来说是一个新的方向。开展到现在，内外科已经发生了很大的角色转换。现在的心外科在逐渐衰弱。随着我们冠脉介入做得越来越复杂，效果做得越好，患者更愿意接受介入治疗，所以现在外科冠状动脉旁路移植术（搭桥）就减少了。随着先天性心脏病的患者进行介入治疗的增多，接受外科治疗的此类患者也逐渐减少——以前是我们给他们介绍患者，现在他们反而经常给我们介绍了。如果介入治疗再往前发展，比如经皮主动脉瓣的置入、经皮二尖瓣的置入，可能心外科治疗的窗口会越来越窄，我们心内科的反而是越来越宽广了，这是我们角色的转换。

冠心病介入治疗的发展离不开器械的不断进步，同时不要忽略了药物治疗的重要作用。目前在我们科室里，大概70%的患者都是冠心病患者，住院患者再发生心肌梗死的情况非常少，这主要和药物作用相关。随着介入治疗的发展，药物也在不断发展。如起先是使用阿司匹林等抗血小板药物和一些抗凝药物，后来是"双抗"和噻氯匹定（抵克立得）的应用。抵克立得的副作用如血小板减少、白细胞减少等，限制了其广泛使用，但随着氯吡格雷（波立维）的引入，疗效和安全性得到

了较好的平衡，更多的患者都可以应用，可以看到近年来置入支架后发生血栓的患者逐渐减少。

最大化发挥介入治疗价值，不断拓宽治疗范围

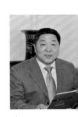

近30年来介入治疗的发展中，受益最大的是急性冠脉综合征的患者。因为介入治疗技术的引入，急性冠脉综合征的患者死亡率逐渐下降。在20世纪60年代以前，急性心肌梗死多是自然死亡，或者会导致严重的并发症。到了有CCU（冠心病重症监护室）的年代，能主动地去处理急性并发症，例如心律失常等，死亡率降到了15%左右。自从介入技术引入以后，现在死亡率降到5%以下，患者获益是最直接的而且显而易见的。

介入诊疗技术对我们心内科医师的价值也是显而易见的。首先是自信心增强了，其次是因为有了这项技术，处理患者比较果断。比如说抢救时患者到底是循环血量不足，或者是循环血量过量，不好判断；如果有介入医师可能直接就使用导管了，这时候中心静脉也可以测量，肺动脉压也可以测量，那么患者抢救成功率自然提高了很多。介入技术的引进对医师能力的提高起到一个巨大的推动作用。我们掌握了高精尖的技术，会有一个更自信的姿态——我有能力治好患者的疾病；面对患者复杂和危重的病情，我有能力给患者更好的治疗方式。

我们新疆的质量控制是比较好的，介入治疗的质量在逐年提高，过度医疗现象

逐渐减少。在 2009 年质控中就发现很多病例存在过度置入支架治疗，所以当时我们就进行了点名通报。随着后续质控的有序开展，每年进行两次全面的评估。2013 年 12 月份，我们就选了 70 份病历，然后把光盘放出来逐个查看，真正不合格的只有 1 例。可以看到因为观念的改变，我们的医疗行为越来越规范。我们应该踏踏实实去做事，一步一步往前走，保证介入治疗健康有序地发展。

结语

PCI 在新疆的发展过程有很强的地域特点，这项技术的推广过程可能能够为其他基层地区 PCI 推广应用提供经验和参考。不论是 PCI 还是其他技术的革新，带给心血管医师的自信与成就感都是来自于患者的获益，如经桡动脉介入治疗技术等能为患者带来更佳疗效和更好体验的技术势必将有更好的发展。另外，在应对复杂病变的能力和经验等方面，我们还有欠缺，新疆地区的介入发展在今后也还有很长的道路要走。■

根据李国庆教授口述内容编辑整理

曾秋棠

华中科技大学同济医学院附属协和医院　主任医师　教授
博士生导师

在坚持与自省中走过心脏介入 30 年

华中科技大学同济医学院附属协和医院心血管病研究所心内科副主任，中华医学会心电生理和起搏分会委员，中华医学会心血管介入治疗培训中心学术委员会委员，卫计委心血管介入诊疗技术培训基地（华中科技大学附属协和医院）主任，卫计委冠心病与心律失常介入诊疗技术培训导师。担任《中国介入心脏病学杂志》《临床心血管病杂志》《中国心脏起搏与电生理杂志》《中国心脏病学杂志》编委。在国内外期刊发表论文百余篇。

引言

国外应该是在 1976—1977 年进行了第一例球囊扩张手术，而我们是 1984 年进行了第一例球囊扩张手术，到 1993 年完成了第一例裸支架的置入手术，到了 2000 年又迎来了药物洗脱支架的置入手术。在介入心脏病学迅猛发展的同时，我们也在不断地反省和总结，争取走出中国特色的介入发展道路。

介入 30 年：多因素促进技术与药物的发展

介入的发展一共分为两项内容，第一个是介入器材的不断改进。简单来说，早期单纯的冠脉介入是球囊扩张，没有支架的支撑，最大的问题是血管夹层引发的血

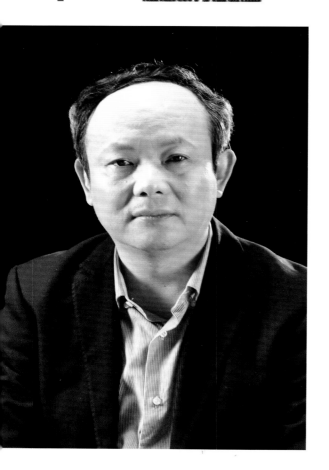

在早期支架置入以后，支架导致血栓形成确实没有太多的预防手段，当时术后防止血栓的发生只是用阿司匹林、华法林来进行所谓的预防。自从后来有了ADP受体拮抗剂，从噻氯匹定到我们现在广泛使用的氯吡格雷（波立维），有了这些药物以后，和阿司匹林形成所谓的"双抗"，支架置入以后的急性血栓的问题得到很好的改善。

冠心病的发展和进步，有两点非常重要：一是器械的发展，一是新的药物提供给我们一个很好的术后预防血栓的手段。这两个条件使得我们介入治疗走向了进一步的成熟。

我国介入30年的迅猛发展除了药物和技术的进步外，其他促进发展的因素也不可忽略。通过积极和国外专家进行交流和开展各种学术研讨会，推动了介入的发展，医师的整体介入操作技术水平得到了显著提高。

介入30年：手术数量与质量发展并重

湖北介入治疗的发展，特别是冠心病介入发展，应该说与全国基本上是同步的。从1992年单纯的球囊扩张到1994年左右开始有裸支架，那个时候做的病例数很少，原因第一个是我们技术操作不是太熟练；第二个是当时确实也受经济的影响，这个费用还是偏高；第三个和冠心病的发病率有关，湖北应该属于南方，从流行病调查的结果来看，南方地区冠心病的发病率仅仅有北方地区的三分之一。所以在这种情况下，整个20世纪90年代

栓导致急性血管闭塞和心肌梗死恶化。所以单纯的球囊扩张虽说可以解决一部分问题，但是没有支架置入，急性血管闭塞是不可避免的。到了裸支架年代，解决了急性闭塞，但是又凸显了一个再狭窄的问题。药物洗脱支架上市的目的主要是为了减少裸金属支架导致的血管再狭窄。我们整个冠心病治疗的发展，从单纯的球囊扩张到裸支架，到药物洗脱支架，是一步步发展过来的。

第二个就是围术期的药物支持。因为

到 2000 年，是发展非常缓慢的一个阶段。到了 2000 年以后，随着操作技术的成熟，特别 2002 年以后，随着药物洗脱支架的不断上市，整个湖北省包括我院在内的各大医院，冠心病介入的发展速度非常快。

由于现在从事冠心病介入的医疗机构及从业人员层次参差不齐，在适应证把握上，肯定是区别较大的；从医学角度来讲，这是一个不太合理的现象。因为冠心病的介入对设备和技术人员的水平要求应该是相对比较高的，无序地开展冠脉介入治疗，虽然会带来手术数量的增加，手术的质量和远期结局却不一定尽如人意。全国的发展，包括我们自己单位的局部发展也好，量肯定是越来越大。不论国内或国外，理论上手术量的快速增长并不是一个好事，需要我们严格掌握适应证。这也是为什么中华医学会、卫计委医政司提出来要进行心脏介入的规范化管理；主要目的也是为了使我们国家心血管介入，特别是冠心病介入能够走上正轨。

冠心病介入的发展，从总体来讲确实使冠心病的死亡率总体下降，但是目前来讲我们国家急诊直接经皮冠状动脉介入治疗（PCI）还是不太令人满意，直接 PCI 率只能达到 10% 左右。所以相对其他疾病，ACS 患者总体死亡的趋势没有明显的下降，但是对急性心梗来讲，冠心病的介入一定会起到降低死亡率的作用。至于冠心病的介入还存在一些争议，比如稳定型心绞痛的患者，究竟该做或者不该做，现在国际上也正在进行一些相关的研究。从既往的研究结果来看，对于稳定型心绞痛患者，标准的药物治疗和冠心病的介入治疗对总死亡率的影响是没有统计学差异的。我们现在也参与了国际上的一宗大型研究，再次评价稳定型冠心病患者介入和药物保守之间的疗效和安全性，现在正在进行。因为这个研究对入选的患者要求很高，所以进程还是比较慢一点。我相信这个研究出来以后，可能会对今后稳定型心绞痛患者介入治疗的策略定夺提供新的启示信息和方向。

对年轻介入医师的祝福和告诫

大家都知道从事介入是一种奉献，我们并没有要把这个口号喊得很高。不过，从事介入必须要接受射线，如果做一个纯粹的内科医师，不接收射线的话身体肯定比现在要好。我自从 1990 年开始做介入至今已有 24 年的时间，24 年长期接受射线，对身体确实是一个非常大的伤害。1997 年我接受体检，发现射线造成了血液系统白细胞的明显减少，因此曾经中断过半年介入手术的工作。我觉得从事这个专业的人，对冠心病的患者和心脏介入事业，都具有一种奉献精神。

我已经提到，冠心病的介入确实使得我们心血管领域的发展有了很大的提升，尤其是对患者的益处更大。当然现在年轻的医师要从事介入领域，都是充满热情的，因为它毕竟是一门独特的学科，虽说有苦有累，但是也有它的乐趣；所以现在有许多年轻医师很热情地加入到介入行列里面来，这一点我们很欣慰。从专业的层面来讲，射线虽说对人体有损害，但不是每一个人都会受到严重损害，损害程度也不尽

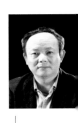

相同，只要不是对射线太敏感，我还是很提倡更多年轻人加入介入领域，但首先要保证有一个好的身体。

年轻人从事这个专业的热情，我们很欢迎，但是光有热情和精神是远远不够的，更应该努力学习。我们之前是自己摸着石头过河，自己摸索，因此从事这个专业的初期肯定要付出得更多一些。现在的年轻人在成熟的经验基础之上，应该是比我们那个年代学习起来更容易，掌握这门技术花的时间也要短得多，所以学习期相对要短。更重要的是，现在的血管造影机防护条件比原来我们早期也好得多，从这几个方面来讲，我希望年轻人从事心脏介入不要有太多后顾之忧。我真诚地希望有志于这方面的年轻人能够加入到我们的行列，一起为中国的心脏介入事业的发展贡献自己的力量，实现自己的人生价值。

结语

冠心病介入的发展确实使冠心病患者的死亡率有所下降，尤其是直接PCI使急性心梗患者的死亡率大幅下降，并且对提高患者的生存质量有很好的作用。随着技术的规范与普及，会有更大的发展空间。做了多年介入，感想有很多，我总结了一句话：做介入医师，很累，但是为了患者生命能更好地延续，很值——这也是我最想说的。■

根据曾秋棠教授口述内容编辑整理

王乐丰

首都医科大学附属北京朝阳医院　主任医师　副教授　硕士生导师

因为热爱，所以执着

现任首都医科大学附属北京朝阳医院心脏中心副主任、心导管室主任，兼任中华医学会心血管介入治疗培训中心学术委员会委员，任《中华心血管病杂志》《中国介入心脏病学杂志》等期刊编委。在国内外刊物上已发表文章百余篇，主编《急性冠脉综合征从基础到临床》一书。

引言

几十年来，冠脉介入技术的发展硕果累累。中国起步略晚，最初是陈传荣教授、戴汝平教授、高润霖院士等人先后在同一位美国教授处学习并由他们引进这项技术，这些前辈回国后也分别在二尖瓣球囊扩张术、先心病介入治疗和冠状动脉造影、冠心病的介入治疗等心血管病学各个领域发挥了非常重要的作用。我是在阜外医院（中国医学科学院阜外心血管病医院）研究生阶段不知不觉地进入心内科之门，并从做冠状动脉造影，开启了我的介入旅程。

我的介入历程

我在国内是较早从事介入工作的，1985 年介入技术在国内刚刚起步不久，我作为研究生就开始在阜外医院接触冠状动脉造影技术。从事了多年的影像工作后，1993 年转到朝阳医院（首都医科大学附属北京朝阳医院）心内科开始从事介入治疗。那时我对冠状动脉造影技术掌握得已经非常熟练，甚至已经具备专家级的水平了，但在介入治疗上和大家在同一起点，临床方面还需要补补课；直至我能够把临床、影像、介入结合在一起时，就体现出了我在放射学方面的优势。

1993 年从事介入治疗是从经皮腔内

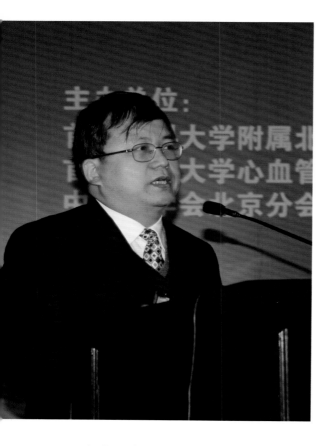

机会成为独立的术者。虽然我已经是高年资的主治医师，但当时院领导还是存在顾虑，认为尽管我有一定的实践经验，但国内仍缺少独立开展冠脉介入治疗手术的经历。好在那时国内条件已经有了很大改善，药物方面抗血栓药噻氯匹定已经在临床上应用，器械方面也已经有了裸金属支架，再加上在国外积累了相当丰富的经验，最后我还是得以开展起由自己主导的冠脉介入治疗。

在这数十年中，介入治疗在中国的发展陆续进入热潮。北京朝阳医院心内科起初是以电生理为主要方向，各地的医师主要来学习射频消融技术来治疗心脏瓣膜疾病和先天性心脏病等，1993年朝阳医院介入治疗总例数还不足百例。这种情况逐渐发生了转变，现在朝阳医院每年开展介入治疗两千余例，若将冠脉造影术包括在内则能达到六千余例，已经是除了阜外医院和北京安贞医院以外，北京地区介入治疗开展例数最多的综合医院。

践行介入，心系患者

这些年的介入历程对我自身也影响很大。以前在放射科工作时间相对固定，从事介入后全部的时间几乎都投入在工作中了——我儿子今年20岁了，从小学到高中，我从来没有参加过他学校的家长会，我也觉得这是相当不正常的。尽管可以安慰自己说精力基本都投入到工作上面了，也获得了相应的收获，但从生活上来讲确实不认为介入医师是一个很好的职业，况且压力很大。我曾经跟一位前辈开玩笑说，

冠状动脉成形术（PTCA）开始的，那时由于术者对球囊的性能不够熟悉，有些时候手术中会发生一些意外。记得当时请了一位日本专家来做PTCA，术前准备也是充分的，结果患者非常不幸地在手术台上就去世了，这使我深深感受到冠脉介入治疗的风险性之大。而且，那时的抗血栓药物还没有噻氯匹定和氯吡格雷（波立维），只有阿司匹林和华法林。术后有5%～8%的患者会再次发生急性梗死，这使得从事介入治疗的医师始终精神上高度紧张。

1997年我从澳大利亚学习回国后才有

为什么都说左主干病变治疗很困难，我就没有出现过问题。此后的两个月中，真就发生了3例左主干病变治疗的死亡事件，当时才真正体会到冠脉介入确实是非常具有挑战性的治疗手段。虽然目前朝阳医院能够将急诊介入治疗患者死亡率控制在1%左右，去年（2013年）也只有3例患者死亡，而且择期介入治疗患者死亡率更低，但是每一例患者的死亡都像是往医师的心里使劲塞了一团棉花一样，一想起来就心堵得难受。

接受介入治疗的患者会经常回来开药，其中甚至有治疗后十几年仍然良好存活的患者——要是三十年前发病，很可能早就死亡了，这也见证了介入治疗使他们的生命得到了延续。现在有很多年轻人也会意外地发生急性心肌梗死，他们往往对生活中的胸痛症状不够重视，而一旦发生意外对整个家庭的影响会更大。好在目前社会对心脑血管疾病的认知程度越来越高，甚至老百姓之间都会相互普及相关医学知识，这能够使更多潜在的患者被及时发现。

在对待患者方面，老一辈的心血管医师品德素质非常高，也为我们树立了很好的榜样；简单一句话讲，就是对待患者就要像对待自己的家人一样。在选择介入治疗的时候，我会首先考虑患者的利益，尽力不要给患者留下遗憾。无论在国内还是在国外，医师都是素养相对高的群体，没必要因为某些媒体的恶意渲染而反复质疑介入治疗，因为大部分患者的疗效都是令人满意的；即使有一小部分患者可能发生意外，细致和恰当的沟通也都能合理地解决问题。

介入治疗前景广阔，期待更多新人加入

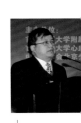

介入技术在中国的起步是缓慢的。由于设备有限、人员不足、经济负担重等原因，1985年阜外医院每天只能安排4台冠状动脉造影术，患者预约也需要排到很久以后才能手术；而且，当时对术者的防护也非常有限。这种局面直到建立了最早的一批技术骨干队伍才得以转变：贾国良教授、高润霖院士、朱国英教授和吕树铮教授四位先驱者在当时积极推广这项技术，使全国的介入数量达到了千例的水平。药物上的发展也是显著的。噻氯匹定与以前的阿司匹林和华法林相比，已经有了很大改善，表现在安全系数更高、血管并发症发生率更低，但是会有皮疹、白细胞减少等不良反应。后来的波立维基本上已经可以满足当前的临床需求了。另外，包括药物洗脱支架在内的技术革新也都是冠脉介入里程碑式的发展变革。对介入技术认识的不断深入也提升了治疗的安全性，使患者更容易接受这项技术。这些因素都会反映在介入治疗病例数的增加上，相信中国在治疗量上很快就会超过美国。

医学界的各个学科都在发展，而心内科的发展是最有朝气的。目前我们医院的心脏中心已经是内、外科合并的，这有利于选择更合理的治疗方式。在器械的发展上已经研发出可降解的支架，这将是又一次冠脉介入的革命。药物方面虽然不断有新的抗血栓药物出现、为我们提供了更多的选择，但并不会完全替代现有的药物。可能有的药物起效更快、药效更强，但伴

随的安全风险也可能会增加——要知道并不是所有的患者都需要更强的抗血栓治疗。所以，临床医师会根据循证证据和经验选择最佳的治疗方案。

现在介入中心的工作依然是非常辛苦的：医院的介入医师既要做心导管术，又要管理病房，还要参加值班；有时候科里人手不足，导管室的值班医师就成了最适合来替班的人选。而即使这样，还是有越来越多的年轻人希望加入我们的行列。

凡是愿意参加介入工作的年轻医师，我们都是欢迎的态度；因为成为一名介入医师意味着要有足够的热忱和奉献精神，不计报酬，不计辛苦——我们欢迎这样的年轻人成为我们队伍的一员。我希望下一代介入医师也会觉得做心血管介入是一件很愉快、还受人尊敬的事情；不过，我也希望他们不会像我们这代人这么忙，能做着有意义的工作，也能拥有更好的生活。

结语

能够成为一名介入医师施展抱负，要感谢这个好时代，在经济发展的同时卫生事业也在高速发展。感谢社会和患者的信任，让我们能够有机会在这个行业服务和奉献。感谢老一辈的介入工作者们，像高润霖院士、朱国英教授等人的帮扶，我们也会将这种传帮带的传统继承下去。感谢我的家人对我工作的理解与支持，他们不仅对我没有怨言，反而会在我工作中遇到挫折时给予安慰和劝导。最后，更要感谢我合作的团队；年轻的时候也曾有过些许抱怨，而现在，自己已积累了更多的体会……回想起来，当时点滴的不满全都已化为对他们由衷的感激。■

根据王乐丰教授口述内容编辑整理

中国介入心脏病学杂志供稿

刊　　号：ISSN 1004-8812
　　　　　CN 11-3155/R
邮发代号：82-662
投稿邮箱：cjic@vip.163.com
订阅热线：（010）57171102
　　　　　83572299